Sabine Friedrich, Volker Friebel

Einschlafen, Durchschlafen, Ausschlafen

Tipps aus der Schlafberatung

W0395171

Sabine Friedrich, Volker Friebel

Einschlafen, Durchschlafen, Ausschlafen

Tipps aus der Schlafberatung

BALANCE ratgeber

Sabine Friedrich, Volker Friebel
Einschlafen, Durchschlafen, Ausschlafen
Tipps aus der Schlafberatung

1. Auflage 2016
ISBN-Print: 978-3-86739-159-7
ISBN-PDF: 978-3-86739-869-5

Bibliografische Information der Deutschen Nationalbibliothek
Die Deutsche Nationalbibliothek verzeichnet diese Publikation
in der Deutschen Nationalbibliografie;
detaillierte bibliografische Daten sind im Internet über
http://dnb.ddb.de abrufbar.

Bei Medikamenten, die in diesem Buch
ohne besondere Kennzeichnung aufgeführt sind,
kann es sich um gesetzlich geschützte Warenzeichen handeln,
die nicht ohne Weiteres benutzt werden dürfen.

Die Downloadmaterialien zu diesem Buch finden Sie auf der Seite
www.balance-verlag.de/buecher/detail/book-detail/einschlafen-durchschlafen-ausschlafen.html

© BALANCE buch + medien verlag, Köln 2016
Der BALANCE buch + medien verlag ist ein Imprint
der Psychiatrie Verlag GmbH, Köln.
Alle Rechte vorbehalten. Kein Teil des Werks darf ohne
Zustimmung des Verlags vervielfältigt,
digitalisiert oder verbreitet werden.
Umschlagbild und Umschlaggestaltung: GRAFIKSCHMITZ, Köln
unter Verwendung eines Bildes von pip / photocase.com
Typografiekonzeption und Layout: Iga Bielejec, Nierstein
Druck und Bindung: Westermann Druck Zwickau

FSC www.fsc.org
MIX
Papier aus verantwortungsvollen Quellen
FSC® C110508

Downloadmaterialien

Grundsätzliches und Praktisches im Überblick

Einschlafhilfen bei Säuglingen und Kleinkindern

Schlafprotokoll

Schlafkalender

Tipps bei Zubettgehproblemen

Tipps bei Einschlafproblemen

Tipps bei Durchschlafproblemen

Gegenüberstellung Albtraum und Nachtschreck

Einnässkalender

Zur guten Nacht

Spiele und Verse

Finger-Spiel

Ins Träumeland

Wenn es Abend wird

Langsam zieht der Mond

Geschichten von der Sandfee zum Vorlesen

Besuch von der Sandfee

Die Sandfee will auch ins Bett

Die Sandfee will mehr Geschichten erzählen

Die Sandfee und der Albtraum

Die Sandfee hat ihren Sack vergessen

Die Sandfee hat ihren Sand verbraucht

Entspannungsgeschichten zum Vorlesen

Kätzchen an der Kuhweide
Kleiner Bär auf Familienausflug
Kätzchen dem Faden nach
Kleiner Bär und die verfallene Burg
Kätzchen döst vor seiner Scheune
Kleiner Bär auf der Waldwiese
Das Kätzchen und der Igel
Kleiner Bär und die Quelle
Kätzchen auf dem Floß

Entspannungsübung

Meeratem – eine Entspannungsübung für Kinder

Die Downloadmaterialien zu diesem Buch finden Sie auf der Seite www.balance-verlag.de/buecher/detail/book-detail/einschlafen-durchschlafen-ausschlafen.html

Über die Hälfte aller Kinder hat manchmal Probleme mit dem Schlaf, am häufigsten sind Zubettgeh-, Einschlaf- und Durchschlafprobleme. Wir beschreiben die Schwierigkeiten, zeigen Ursachen auf und besprechen Hilfen für Eltern und Kinder. Denn Schlafprobleme von Kindern wollen verstanden werden – häufig zeigen sich so schon Lösungsansätze. In unser Buch sind dazu auch Erfahrungen aus Elternkursen, Hebammensprechstunden und viele Anregungen von Eltern eingeflossen.

Anschließend wird im Buch das Wichtigste zum Schlafbedürfnis, zu den Zubettgehzeiten sowie zu den Träumen von Kindern dargestellt. Auch Schlafschaukeln, Schlafwandeln, Albträume, Bettnässen, nächtliches Zähneknirschen und Unausgeschlafenheit können beunruhigen. Wir zeigen: Was ist davon harmlos, was muss als Schlafstörung verstanden werden, wie können Eltern und Kind damit umgehen?

Der letzte Teil des Buchs bietet Materialien: zunächst einige Spiele und Verse für die Zubettgehzeit, anschließend Gutenacht- und Entspannungsgeschichten. Sie sind bei der Bewältigung von Schlafproblemen hilfreich und bereichern die Zubettgehzeit für Eltern und Kinder.

Danach heißt es dann: »Schlaf schön und träum süß!« für Eltern *und* Kind.

Sabine Friedrich & Volker Friebel

»Na, du bist ja mal wieder ganz schön müde«, lacht Marie. Denn ihre Freundin Lena, mit der sie an diesem Morgen in der PEKiP*-Gruppe sitzt, gähnt herzhaft und sehr geräuschvoll.

»Da hast du recht«, meint Lena, »mein Elias hat heute mal wieder die Nacht zum Tag gemacht. Mindestens zehnmal mussten wir aufstehen.« Dabei betrachtet sie liebevoll ihren drei Monate alten Sohn, der bei den anderen Babys der Gruppe in der Mitte auf einer großen Decke liegt und selig schläft.

»Bei meinem Leon war das bis vor Kurzem auch so, inzwischen kommt er nachts aber nur noch zweimal, will dann kurz an die Brust und schläft danach problemlos weiter. Du wirst sehen, das wird auch bei euch bald besser.«

»Na, hoffentlich hast du recht«, seufzt Lena und reißt schon wieder den Mund zum Gähnen auf. Diesmal wird auch Marie vom Gähnen angesteckt. Die beiden Freundinnen müssen herzhaft lachen.

Heute kommt eine Psychologin von der Schlafberatung in die Gruppe. Lena, Marie und die anderen Mamas freuen sich schon darauf, endlich ihre vielen Fragen zum Schlafverhalten ihrer Kinder loszuwerden.

Hören wir nun, was die Mamas fragen und welche Ideen und Tipps die Schlafberaterin für sie hat.

* Prager Eltern-Kind-Programm: ein Konzept für die Gruppenarbeit mit Eltern und ihren Kindern im ersten Lebensjahr; www.pekip.de.

Wie viel Schlaf braucht so ein Säugling eigentlich?

Ein Neugeborenes verbringt die meiste Zeit mit Schlafen. Es ist in der Regel nur zu den Mahlzeiten wach und schläft kurze Zeit nach dem »Bäuerchen« wieder ein. In den ersten Wochen nach der Geburt schlafen Säuglinge etwa zwischen zwölf und zwanzig Stunden pro Tag, im Durchschnitt sind es 16 Stunden. Schlafen und Wachen wechseln sich dabei höchst unregelmäßig ab, ohne dass die Kinder unterscheiden würden, ob es Tag oder Nacht, hell oder dunkel ist. Eine Schlafperiode dauert meist zwischen zwei und fünf Stunden.

Für Sie als Eltern kann diese Unregelmäßigkeit sehr belastend sein – aber so kleine Kinder haben einfach noch keinen regelmäßigen Schlaf-wach-Rhythmus. Die meisten Eltern versuchen von Anfang an, dem Kind den Unterschied von Tag und Nacht klarzumachen. Tagsüber beschäftigen sie sich mehr mit dem Kind, ehe sie es wieder zum Schlafen hinlegen; nachts dagegen wird es nur versorgt, das Licht ausgemacht oder gedämpft, und nach dem Wickeln wird das Kind sofort wieder hingelegt. Viele Säuglinge schlafen dank dieser Bemühungen der Eltern schon nach ein bis zwei Wochen nachts etwas länger als am Tage, zeigen also schon in Ansätzen einen Tag-Nacht-Rhythmus. Dieser spielt sich allmählich bis zur 18. Lebenswoche ein und stabilisiert sich nach einem halben, manchmal erst nach einem ganzen Jahr.

Die Schlafdauer hängt auch von der individuellen Konstitution ab. Es ist also in der Regel nicht nötig, sich Sorgen zu machen, wenn Ihr Kind viel mehr Schlaf braucht oder aber viel wacher ist als andere. Schon bei Neugeborenen – wie dann später auch bei den Erwachsenen – gibt es große Unterschiede im Schlafbedarf. Ein Neugeborenes wird jedenfalls immer schlafen, wenn es müde ist, ganz gleich, an welchem Ort es sich gerade befindet und wie viel Uhr ist.

Es ist also völlig natürlich, wenn Säuglinge und auch Kleinkinder nachts aufwachen. Ein Schlaf-wach-Rhythmus muss sich bei ihnen erst noch entwickeln. Das geschieht »von selbst«. Von Durchschlafproblemen spricht man frühestens nach dem ersten Lebensjahr.

Ein Schlaftraining für Säuglinge, wie es hier und da angeboten wird, geht deshalb an der Lebenslage von Eltern und Kind vorbei. Inzwischen hören wir vermehrt von Beratungsstellen und Therapeuten, die von verzweifelten Eltern aufgesucht werden, weil ihr drei oder sechs Monate alter Säugling einfach nicht zu den »vorgeschriebenen Zeiten« schlafen will ... »Schuld« sind hier weder Eltern noch Kind, sondern falsche Vorstellungen über die Entwicklung des Schlaf-wach-Rhythmus von Säuglingen. Allerdings: Eltern können ihr Kind dabei unterstützen, seinen Schlafrhythmus zu finden, sie können den Weg dahin vorbereiten. Dabei sollten sie aber behutsam vorgehen und nichts erzwingen wollen, was entwicklungsbedingt noch nicht möglich ist.

Mein drei Monate alter Sohn schreit jeden Nachmittag ab 5 Uhr für zwei oder drei Stunden. Sind das die Dreimonatskoliken? Was können wir tun?

In den ersten drei bis fünf Monaten schreien Säuglinge häufig, und meist gerade am späten Nachmittag oder Abend. Ausgelöst wird das Schreien vermutlich von (an sich harmlosen) biologischen Regulationsproblemen der Kinder, die oft auch als Koliken beziehungsweise Dreimonatskoliken bezeichnet werden. Die genaue Ursache dieser Koliken ist noch nicht geklärt. Auch was letztendlich dazu führt, dass manche Kinder länger und intensiver als andere schreien, ist umstritten.

Häufig erleben Eltern die Unruhe und das fast unstillbare Schreien der Kinder als etwas, das sie nicht unter Kontrolle bringen können. Oder sie glauben in ihrer Verzweiflung sogar, dass ihr Kind sie nicht mag. Und wenn die vielen, meist erfolglosen Beruhigungsversuche nichts nutzen, fühlen sie sich zunehmend in ihrem Selbstwert als Eltern verunsichert. Hinzu kommt die wachsende Nervosität durch eigenen Schlafmangel, die sich natürlich oft auch wieder auf das Befinden des Kindes negativ auswirkt.

Die starke Verunsicherung der Eltern bewirkt häufig, dass sie jedes Schreien des Kindes als Aufruf betrachten, sich sofort um es kümmern zu müssen. Ständig nehmen sie das Kind auf, tragen es auf verschiedene Arten herum, reden beruhigend auf es ein oder singen ihm etwas vor. Auf diese Weise nehmen sie dem Kind unbeabsichtigt die Gelegenheit, zu lernen, wie es selbst in den Schlaf findet. Aus der an sich harmlosen Kolikneigung kann sich also nach einiger Zeit ein handfestes Schlafproblem entwickeln.

Für Eltern mit einem solchen »Schreikind« ist es wichtig zu wissen, dass sie an diesen Koliken nicht schuld sind und dass diese nach einer gewissen Reifungszeit (meist sind es eben drei bis fünf Monate) von allein wieder verschwinden. Weiterhin sollten Eltern versuchen, sich nicht in den oben beschriebenen Teufelskreis zu verstricken und das Kind nicht mit ständig wechselnden Methoden zu beruhigen versuchen. Das macht nur Kind und Eltern noch nervöser.

Viel besser ist es, das Kind, sobald die Schreiphase beginnt, in den Kinderwagen zu legen und einen Spaziergang mit ihm zu unternehmen (egal bei welchem Wetter). Das Kind beruhigt sich dabei in der Regel eher, und Ihnen selbst tut die Bewegung an der frischen Luft auch gut. Sollte das Kind dabei einschlafen, umso besser! Dann lassen Sie es zu Hause in der Kinderwagentragetasche einfach weiterschlafen. Gute Erfahrungen wurden auch mit dem Tragetuch gemacht – die ständige Nähe und der beruhigende Herzschlag der Mutter sind dem Säugling schon vor der Geburt bekannt und geben ihm Geborgenheit.

Vielleicht handelt es sich bei der Ursache für das Schreien um Blähungen, dann helfen Fencheltee, Wärme, Massage. Und besonders wichtig: Sorgen Sie in dieser belastenden Situation dafür, dass Ihr Partner oder gute Freunde Ihnen den kleinen Schreihals immer mal wieder abnehmen, damit Sie sich erholen können.

Woran merke ich, dass mein Baby müde ist?

Um das festzustellen, sollten Sie genau auf das Verhalten Ihres Kindes achten, denn seinen Wunsch nach Kontakt oder Ruhe kann es selbst schon gut zum Ausdruck bringen.

Möchte das Kind Kontakt, so wendet es sich Ihnen zu. Möchte es ruhen, wendet es sich ab.

Oft können Sie beobachten, dass sich das Baby am Ohr oder in den Augen reibt und dabei gähnt oder quengelt. Auch Schreien kann bedeuten, dass es ruhen möchte.

Manche Kinder reagieren in der Phase des Müdewerdens auf Herumtragen, Streicheln oder leises Singen sehr ungehalten. Sie schreien noch mehr und winden sich auf dem Arm des Erwachsenen hin und her, fast als ob sie sich gegen das Schlafen wehren würden.

Eltern meinen dann irrtümlich oft, dass das Kind doch nicht müde ist, und beschäftigen es weiter. Diese Kinder möchten zum Einschlafen aber einfach ihre Ruhe und fühlen sich durch die wohlgemeinten Aktionen der Eltern gestört. Für uns Erwachsene müsste das eigentlich ganz einleuchtend sein: Stellen Sie sich einmal vor, Sie sind hundemüde und werden ständig von jemandem gestreichelt oder gewiegt, womöglich redet derjenige noch leise auf Sie ein oder singt Ihnen gar etwas vor. Wohl die meisten Erwachsenen würden dies als etwas erleben, das sie davon abhält, ihren eigenen Einschlafmethoden nachzugehen.

Legt man diese Kinder einfach in ihr Bett, so schreien oder quengeln sie oft noch ein paar Minuten weiter, schlafen dann aber relativ schnell ein. Hier sollten Sie einfach eine Weile geduldig abwarten und nicht gleich wieder zu ihm gehen oder es gar aus dem Bettchen herausnehmen. Quengeln und Weinen sind auch eine Form von Einschlafmethode und können dem Kind helfen, selbst in den Schlaf zu finden.

Es ist nur zu verständlich, wenn Eltern auf feste Schlafzeiten drängen. Solche Zeiten sollten aber nicht streng antrainiert werden. Die natürliche Entwicklung lässt den Säugling von ganz allein zu einem ausgeprägteren Schlaf-wach-Rhythmus gelangen. Und Eltern kümmern sich aus verständlichen Gründen bei aller Bemühung nachts doch etwas weniger um das Kind als tagsüber: Das ist ihm gleichfalls ein Hinweis auf die Unterscheidung zwischen Tag und Nacht und was wann angebracht ist. Beobachten Sie Ihr Kind und gehen Sie auf es ein – aber ein Aktionismus der Eltern ist nicht erforderlich, um die Entwicklung seines Tag-Nacht-Rhythmus zu fördern.

Säuglinge müssen überhaupt nicht besonders und unverlangt von außen stimuliert werden. Sie suchen sich ihre Anregungen selbst und können Eltern durch ihr Verhalten recht gut dazu bringen, auf ihre Bedürfnisse einzugehen. Das erlaubt den Eltern, Gelassenheit im Umgang mit dem Säugling zu entwickeln, mehr zu beobachten und abzuwarten, einfach da zu sein, statt immerfort etwas zu tun.

Was versteht man eigentlich unter »pucken«?

Früher war es allgemein üblich, Kinder in den ersten Lebensmonaten zu wickeln, meist in lange Stoffbänder. Pucken greift das wieder auf. Verwendet werden meist Tücher. Die Bewegungsfreiheit von Armen und Beinen wird dabei stark eingeschränkt. Das kann zur Beruhigung von Kindern führen. Tatsächlich schlafen Kinder gepuckt länger und schreien angeblich auch weniger. Dabei ist aber, besonders im Sommer, auf die Gefahr von Überhitzung und Dehydrierung zu achten. Auch die beruhigende Wirkung wird kontrovers beurteilt. Eltern sollten genau beobachten, ob die Methode dem Kind hilft und guttut oder ob sie nur frustriert und hilflos macht.

Muss ein Baby nachts gewickelt werden?

Nachts wickeln ist ungünstig, da Säuglinge davon richtig wach werden können. Trägt das Kind Stoffwindeln, hat es tagsüber viel Flüssigkeit aufgenommen oder ist es gar wund, lässt sich Wickeln nicht immer vermeiden. Probieren Sie dann doch für die Nacht eine Höschenwindel aus, sie hält länger trocken als eine Stoffwindel. Zusätzlich können Sie in die Höschenwindel noch eine Vlieswindel einlegen. Diese Kombination hält meist bis zum frühen Morgen.

Ziehen Sie dem Kind auf jeden Fall praktische Kleidung an, die ein Wickeln ohne großen Aufwand ermöglicht, beispielsweise Strampelhosen zum Aufknöpfen zwischen den Beinen oder sackähnliche Strampler. Wickeln Sie möglichst im Halbdunkeln. Wenn die Windel nur nass ist, muss das Baby ja nicht gründlich gereinigt werden, also brauchen Sie auch nicht viel Licht.

Braucht mein Baby bei jedem Aufwachen die Brust oder das Fläschchen?

Wird das Kind nachts wach, schreit aber noch nicht, sollten die Eltern nicht sofort zu ihm gehen, um es zu beruhigen, sondern ein wenig abwarten, was weiter passiert.

Da Aufnehmen und Stillen das Kind in anderem Zusammenhang beruhigt, liegt es nahe, auch nachts auf das Weinen des Kindes mit Aufnehmen und Stillen zu reagieren. Das scheint für seinen Schlaf aber nicht sehr günstig zu sein.

Wenn Sie nachts immer gleich die Flasche geben oder stillen, kann das dazu führen, dass sich das Kind in seinem nächtlichen Erwachen sozusagen belohnt und bestärkt fühlt. Schreit Ihr Baby, dann versuchen Sie deshalb, es zunächst ohne Nahrung zu beruhigen. Beispielsweise dadurch, dass seine Lage im Bett verändert wird, es zum Beispiel auf die andere Seite gedreht wird. Außerdem wird es neu zugedeckt und bekommt einen Schnuller.

Einfach nur da sein, summen, das Kind zärtlich streicheln, langsam und ruhig reden – das alles kann beruhigen. Oft schlafen die Kinder dann wieder ein. Die nächtliche Schlafzeit kann so

Nacht für Nacht etwas weiter ausgedehnt werden, bis das Kind schließlich bis zum frühen Morgen durchschläft.

Dieses Vorgehen ist allerdings nur bei Kindern sinnvoll, die tagsüber genügend Nahrung zu sich nehmen. Bei körperlich schwachen Kindern und schlechten Essern sind eine oder zwei zusätzliche nächtliche Mahlzeiten oft einfach notwendig.

Kann ich mein Baby auch mit ins Elternbett nehmen oder muss es im eigenen Bett schlafen?

Ob Eltern den Säugling mit ins Elternbett nehmen oder allein schlafen lassen, ist nicht wichtig. Je nach Kultur wird das eine oder das andere bevorzugt, und auch bei uns gibt es ganz unterschiedliche Antworten auf diese Frage. Der Säugling, und um ihn geht es vorrangig, kommt meist mit beidem gleich gut zurecht. Je nachdem, was den Eltern guttut, ob sie ihre Ruhe eher mit oder ohne den Säugling im Elternbett finden, sollten sie also selbst entscheiden.

Aber eins sollten Eltern auf jeden Fall vermeiden: den Schlafort des Säuglings dauernd zu wechseln. Etwa ab der siebten Woche reagieren Säuglinge ungünstig darauf, dann möchten sie eine vertraute Bettstatt, ob nun allein oder bei den Eltern – aber regelmäßig und vertraut.

Gegen Ende der ersten drei Lebensmonate wird der bislang zuverlässig biologisch gesteuerte Schlaf des Säuglings störanfälliger. Es haben sich nun klare Schlafperioden herausgebildet, vor allem nachts. Der Säugling schläft aber noch nicht durch, sondern wird etwa ein- bis zweimal pro Nacht wach. Tagsüber schläft er noch zwei- bis dreimal je etwa eine bis zwei Stunden. Einen vertrauten Schlafort zu haben, wird nun immer wichtiger.

Mein Baby ist immer so unruhig, wenn ich es ins Bett lege. Ist das normal?

Wenn sich das Kind nach dem Zubettgehen unruhig bewegt oder quengelt, sollten Sie es nicht gleich wieder aufnehmen. Das müssen gar keine Einschlafprobleme sein, wenn sie von außen auch so erscheinen. Manche Säuglinge sind beim Einschlafen einfach unruhig, was vermutlich ein erstes Zeichen der beginnenden Traumschlafphase ist. Wenn Sie Ihr Kind jetzt aufnehmen, dann unterbrechen Sie den beginnenden Schlaf.

Schon bei den Kleinen nützt ein abendliches Bettzeitritual. Führen Sie eine Routine aus Spiel, Baden, Gesang und Gutenachtsagen ein, die dem Kind durch ihre Gleichförmigkeit Sicherheit vermittelt und somit zu leichterem Einschlafen verhilft. Am Ende des ersten halben Jahres, spätestens zum ersten Geburtstag, sollte ein solches Gutenachtritual fest etabliert sein.

Im Laufe seiner Entwicklung findet das Kind mehr und mehr eigene Einschlafmethoden. Es saugt dann vielleicht am Daumen oder am Schnuller, es schaukelt ein wenig hin und her, zwirbelt seine Haare (falls schon vorhanden), singt oder »erzählt«.

Ich schaffe es nicht mehr, mein Baby zum Einschlafen zu bringen. Am Anfang war das überhaupt kein Problem, ein bisschen Tragen oder Singen, schon war es eingeschlafen. Was mache ich falsch?

Gelegentlich verpassen Eltern den richtigen Zeitpunkt. Anfangs schläft das Kind fast immer beim Trinken an Brust oder Flasche ein, das heißt auf dem Arm eines Elternteils. Die Eltern führen diese Methode (vor allem das Halten im Arm und Herumtragen) dann meist weiter, da es zu einer Gewohnheit geworden ist, das

Kind »zum Schlafen zu bringen«. Sie fühlen sich verantwortlich für das Einschlafen des Kindes und erleben sich als Versager, wenn es nicht mehr so einfach klappt. Häufig wird als Reaktion dann länger herumgetragen, mehr gesungen, mehr gestreichelt, obwohl hier oft weniger angebracht wäre.

Hat Ihr Kind also Mühe, auf Ihrem Arm einzuschlafen, versuchen Sie Folgendes: Legen Sie es bei den ersten Anzeichen von Müdigkeit (gähnen, Augen oder Ohren reiben, quengeln) ins Bett. Sie oder Ihr Partner können sich dann noch eine Weile im Zimmer aufhalten, leise aufräumen oder Ähnliches, damit das Kind Ihre Nähe spürt. Keinesfalls müssen Sie dabei mucksmäuschenstill sein und die Zimmertür schließen. Das Kind fühlt sich sicherer, wenn es Sie hört, und kann so beruhigt einschlafen.

Es gibt allerdings auch Kinder, die zum Einschlafen viel Körperkontakt brauchen und es genießen, wenn sich die Eltern viel um sie kümmern. Das Bedürfnis nach Körperkontakt ist – ähnlich wie bei den Erwachsenen – bei Säuglingen sehr unterschiedlich ausgeprägt. Wichtig ist hier nur, genau auf die Signale des Kindes zu achten und die jeweilige Einschlafhilfe darauf abzustimmen.

Wenn Sie Ihrem Kind beim Einschlafen helfen möchten, können Sie auch Ihren eigenen Atem als Hilfsmittel einsetzen (siehe Seite 35).

Aber ganz gleich, welche Methode Sie als Einschlafhilfe anwenden, sie sollte mindestens drei, möglichst mehr Tage beziehungsweise Nächte lang konsequent ausprobiert werden. Erst dann lässt sich sagen, ob die Methode hilft oder nicht. Wechseln die Eltern zu oft ihre Hilfsangebote zum Einschlafen, tragen sie beispielsweise am einen Abend das Kind etwas herum, am nächsten legen sie es direkt ins Bett, am dritten holen sie es kurz nach dem Hinlegen wieder aus dem Bett, verunsichern sie das

Kind. Eine einzige Maßnahme – konsequent angewandt – kann im Gegensatz dazu beim Kind zur Gewohnheit werden, Sicherheit vermitteln und so das Einschlafen erleichtern.

Das Kind beobachten, seine Zeichen kennenlernen, auf die Bedürfnisse des Kindes achten und auf die eigenen Bedürfnisse, vertraute Orte und Situationen schaffen – das hilft Eltern und Kind zur Einschlafzeit mehr als jeder Aktionismus. Und: Seien Sie einfach da.

Ist es normal, dass mein Baby nachts oft aufwacht? Das Kind meiner Freundin schläft schon lange durch.

Ihr Kind ist ganz normal, wenn es nachts aufwacht, sein Schlaf-wach-Rhythmus muss sich erst noch entwickeln – von selbst.

Nach dem ersten Vierteljahr schläft das Kind nachts immer häufiger durch, im vierten Monat tun dies bereits zwei von drei Kindern. Am Tage sind es immer noch etwa drei Kurzschlafperioden. Der Schlafbedarf insgesamt ist etwa um zwei Stunden gegenüber den ersten Tagen vermindert.

Erwarten Sie aber nicht zu früh, dass Ihr Kind durchschläft. Die meisten Säuglinge benötigen in den ersten drei bis sechs Monaten noch mindestens eine nächtliche Mahlzeit. Ab dem vierten Monat kann ein abendlicher Brei helfen, da er länger sättigt als eine reine Milchmahlzeit. Günstig ist aber, nach dem Brei eine Weile abzuwarten und das Kind nicht sofort ins Bett zu legen, da es sonst kurz nach dem Einschlafen wegen der Verdauungsarbeit oder dem »Bäuerchen« aufwacht.

Um die Bedürfnisse Ihres Kindes kennenzulernen, hilft die genaue Beobachtung der nächtlichen Trinkmenge. Stellen Sie fest, dass das Baby bei der nächtlichen Mahlzeit nur noch ein paar Schluck trinkt und dann weiterschläft, können Sie versuchsweise diese Mahlzeit auslassen und das Kind durch monotones Reden, Summen, Streicheln oder indem Sie einfach »da sind« beruhigen. Beantworten Sie aber jedes Weinen mit sofortiger Nahrungszufuhr, kann sich ein »Aufwachrhythmus« entwickeln, da das Kind an die nächtlichen Fütterungen gewöhnt ist.

Machen Sie sich aber auch keine Sorgen, wenn es mit dem Durchschlafen – trotz aller elterlichen Unterstützung – nicht gleich klappt. Sie können zwar zum Ein- und Durchschlafen etwas beitragen, aber den Zeitpunkt des Einschlafens nicht bestimmen. Genauso wenig können Sie das nächtliche Erwachen verhindern. Diese Prozesse laufen im Kind selbst ab und können lediglich ein wenig in die richtige Richtung hin unterstützt werden.

Trotzdem kann es manchmal hilfreich sein, nach weiteren Ursachen des nächtlichen Erwachens zu suchen.

Auch Unbehagen wie etwa Schwitzen, Frieren (selten), Nässe und Druck durch zu enge Windeln oder eine verstopfte Nase können das Durchschlafen verhindern.

Bei Kindern, die nachts häufig erwachen, neigen Eltern oft dazu, sie sehr spät abends ins Bett zu bringen, da sie davon ausgehen, dass das Kind, wenn es sehr müde ist, umso besser schläft. Das ist ein Irrtum. Wenn das Kind abends quengelt, weint, sich die Augen reibt, launisch wird, sind das Zeichen, dass es ins Bett gehört. Es ist dann schlafbereit. Wartet man noch lange ab, stört das einen günstigen Schlafrhythmus, sodass das Kind in der Nacht auch häufiger erwacht.

Auch wenn das Kind eigentlich durchschlafen kann und keine nächtliche Mahlzeit mehr benötigt, kommt es dennoch häufig zu nächtlichem Erwachen. Begünstigt wird das durch den Aufbau des Schlafs. Jeder Nachtschlaf verläuft nämlich nicht einfach gleichmäßig, sondern besteht aus etwa sechs Schlafzyklen. Ein Schlafzyklus aber setzt sich aus einer Folge verschiedener Schlafstadien zusammen: leichter Schlaf – Tiefschlaf – Traumschlaf – leichter Schlaf. Im leichten Schlaf, also zwischen zwei Schlafzyklen, kann das Kind leicht aufwachen.

Meist sind es gar keine äußeren Störungen, sondern Probleme oder Eigenarten der natürlichen Entwicklung, die zum nächtlichen Erwachen führen. Beispielsweise mit sechs Monaten das Zahnen. Auch um die Zeiten herum, zu denen das Kind erstmals Krabbeln, Sitzen und Laufen lernt, gibt es vermehrt solche Durchschlafprobleme.

Nicht das nächtliche Erwachen selbst ist das Problem, sondern dass Ihr Kind dann nicht mehr einschlafen kann. Auch hier gilt wieder: Eltern sollten nicht zu früh eingreifen, nicht zu früh reagieren. Keinesfalls sollten sie bei jedem Aufwachen und Weinen das Kind hochnehmen und stillen oder füttern.

Falls Sie Ihr Kind überhaupt noch nachts stillen oder füttern, dunkeln Sie dabei den Raum möglichst ab (hier hilft ein Dimmer, der in den Lichtschalter eingebaut werden kann). Vermeiden Sie es dabei, mit dem Kind zu spielen, zu singen, ihm zu »erzählen« oder es sonst wie abzulenken. Ab dem siebten Monat benötigen auch Kinder, die gestillt werden, nachts keine Mahlzeit mehr; nächtliches Rufen bezieht sich nicht auf Hunger, sondern auf das Bedürfnis nach Nähe.

Mit sechs Monaten schlafen vier von fünf Kindern in der Regel nachts durch. Nun ändert sich auch der Tagesschlaf: Meist schlummert Ihr Kind vormittags und nachmittags je ein bis zwei Stunden statt der bisherigen drei oder mehr Schlafzeiten am Tage.

Soll ich den Tagschlaf kürzen, damit mein Baby nachts leichter durchschläft?

Der Tagesschlaf ist wichtig, das Kind sollte dabei nicht gestört werden. Eltern von Kindern mit Durchschlafproblemen neigen dazu, ihre Kinder tagsüber weniger schlafen zu lassen, damit sie abends »müder« sind und besser durchschlafen. Auch bringen sie sie aus dem gleichen Grund abends oft erst sehr spät ins Bett. Das kommt wohl daher, dass bei Erwachsenen das Absetzen des Mittagsschlafs und das späte Zubettgehen tatsächlich dazu führen, leichter ein- beziehungsweise durchzuschlafen. Bei Kindern gilt dieser Zusammenhang jedoch nicht.

Ganz im Gegenteil: Schläft das Kind tagsüber sehr wenig und geht abends spät ins Bett, ist es dann oft so überdreht, dass es nur schwer in den Schlaf findet, dass der Schlaf unruhig ist und oft unterbrochen wird. Die Tagesmüdigkeit bekämpft es mit zunehmender Aktivität, deshalb scheint es für die Eltern, als ob das Kind noch sehr wach sei.

Damit das Kleine gar nicht erst »überdreht«, sollten Sie tagsüber und am Abend sehr genau auf erste Müdigkeitsanzeichen achten. Bringen Sie es jetzt ins Bett, so hat es noch Gelegenheit, sich selbst zum Einschlafen zu bringen (zu singen, zu brabbeln, zu nuckeln, sich zu wiegen). Findet es auf diese Weise ganz ruhig in den Schlaf, schläft es meist auch ruhig durch. Ein übermüdetes Kind dagegen wird beim Insbettbringen quengeln oder gar schreien und schließlich vor Erschöpfung einschlafen. Bei diesem Kind ist die Wahrscheinlichkeit sehr hoch, dass es nachts aufwacht und schreit.

Besonders wenn das Kind nachts Schlafprobleme hat, sollten Sie also die Bedingungen am Tage so gestalten, dass es dann zum

Schlaf findet, wenn es ihn braucht. Schlaf erzwingen sollten Sie keinesfalls, das kann den Schlaf-wach-Rhythmus durcheinanderbringen.

Einschlafhilfen bei Säuglingen und Kleinkindern

- Achten Sie auf erste Anzeichen von Müdigkeit (beispielsweise Ohren oder Augen reiben, gähnen) und legen Sie das Kind nach dem Tragen und Wiegen noch wach ins Bett. So kann es seine eigenen Einschlafmethoden entwickeln.
- Vorsicht, wenn das Kind nach längerem Herumtragen nicht schlafen kann oder wieder wacher wird. Dann legen Sie das Kind besser gleich ins Bett und überlassen es seinen eigenen Einschlafmethoden, auch wenn es anfangs etwas quengelt.
- Versuchen Sie es mit der Atemmethode (siehe Seite 34 ff.).
- Helfen Sie Ihrem Kind, zwischen Tag und Nacht zu unterscheiden: Nachts wenig Licht machen, wenig reden, nicht spielen, auf Wickeln nach Möglichkeit verzichten beziehungsweise dem Kind gut zugängliche Kleidung anziehen, das Kind bei Erwachen zunächst mit dem Schnuller oder durch das Drehen auf die andere Seite beruhigen, nicht gleich Nahrung anbieten. Füttern Sie erst, wenn das Kind eindeutig Hunger signalisiert.
- Sehen Sie nicht zu häufig nach dem Kind. Damit stören Sie es nur beim Einschlafen oder gar schon beim Schlafen.
- Zu Ihrer eigenen Beruhigung: Es ist normal, wenn Säuglinge und Kleinkinder in der Nacht aufwachen.

Soll ich meinem Baby ein warmes Schaffell ins Bett legen, damit es sich besonders wohlfühlt und nicht friert?

Kissen, dicke Daunendecken und Felle im Bett können gefährlich werden, wenn sich das Kind zum Beispiel in Bauchlage befindet, sein Gesicht ins Fell oder Kissen drückt und so zu wenig Luft bekommt. Außerdem kann es mit einem Fell zu einer Überwärmung des Kindes kommen, vor allem, wenn es noch einen Schlafsack anhat oder mit einer Daunendecke zugedeckt ist.

Eine Überwärmung des Säuglings wird auch mit dem plötzlichen Kindstod in Verbindung gebracht. Kann sich das Kind irgendwann selbstständig auf die Seite oder den Rücken drehen, ist die Gefahr einer Überwärmung nicht mehr so groß.

Die Bauchlage ist also in den ersten Monaten für Säuglinge eher ungünstig und gilt als Risikofaktor. Besser ist es, das Kind auf die Seite zu legen, denn auch die Rückenlage birgt gewisse Risiken, da Erbrochenes (etwa hochkommende Milch) in die Atemwege gelangen kann.

Kippt das Kind aus der Seitenlage immer wieder auf Rücken oder Bauch, können Sie seinen Rücken in den ersten Monaten mit einer gerollten Windel oder einem kleinen gerollten Handtuch stabilisieren.

Der plötzliche Kindstod ist sehr selten, bei der guten medizinischen Versorgung von Kleinkindern heute aber immerhin doch deren häufigste Todesursache. Mit wenigen einfachen Maßnahmen lässt sich die – geringe – Gefahr nochmals deutlich reduzieren. In den Niederlanden etwa konnte die Zahl der betroffenen Kinder durch die Veröffentlichung und Propagierung solcher Maßnahmen auf ein Zehntel vermindert werden. Auch wenn die Gefahr gering ist, man kann ihr ganz einfach vorbeugen und sollte das dann eben auch tun.

Plötzlicher Kindstod

Wenn ein Baby unvorhergesehen und ohne sichtbare Ursache im Schlaf verstirbt, spricht man vom plötzlichen Kindstod.

Aufgrund einer verbesserten Vorsorge hat sich die Anzahl der am plötzlichen Kindstod verstorbenen Kinder reduziert. Dennoch waren im Jahr 2012 in

Deutschland noch 131 Babys betroffen. In den Industrienationen gilt er als häufigste Todesursache von Kleinkindern jenseits der Neugeborenenperiode. Etwa 80 Prozent der Todesfälle ereignen sich vor dem sechsten Lebensmonat des Säuglings. Dabei tritt der plötzliche Säuglingstod am häufigsten im zweiten bis vierten Lebensmonat auf. Männliche Säuglinge sind mit 60 Prozent stärker betroffen als weibliche. Zwei Drittel der Todesfälle ereignen sich in den Wintermonaten. Die eigentliche Ursache für den plötzlichen Kindstod ist unbekannt. Vielleicht gibt es verschiedene biologische Dispositionen, die durch einige Risikofaktoren zum Tragen kommen.

Risikofaktoren

- Überwärmung des Säuglings;
- Schlafposition des Säuglings (Bauchlage);
- Überdecken oder ungenügende Luftzirkulation;
- Kinder mit niedrigem Geburtsgewicht;
- Kinder, die im Schlaf stark schwitzen;
- Kinder mit längeren Atempausen.

Vorbeugung

- Der Säugling sollte im ersten Lebensjahr in Seiten- oder Rückenlage schlafen.
- Die Schlafunterlage sollte nicht zu weich sein.
- Sofern das Kind an Schnuller im Schlaf gewöhnt ist, sollten auch Schnuller verwendet werden.
- Die Mutter sollte während Schwangerschaft und Stillzeit auf Nikotin und Drogen verzichten.
- Die ideale Umgebungstemperatur zum Schlafen beträgt etwa 18 Grad Celsius.
- Der Kopf des Babys sollte nicht durch Bettzeug, Kuscheltiere, Felle bedeckt werden. Es empfiehlt sich, das Kind in einem gut sitzenden Babyschlafsack ohne zusätzliche Decke schlafen zu lassen. Wenn die Eltern eine Decke verwenden möchten, sollte sie nicht zu schwer sein und das Baby nur bis auf Brusthöhe bedecken.
- Wenn möglich, sollte das Kind gestillt werden.

Meine Tochter ist schon acht Monate alt und wacht immer noch nachts auf. Sollte sie nicht längst durchschlafen?

Mit etwa acht oder neun Monaten bleiben Kinder oft wach, obwohl sie eigentlich ziemlich müde sind. Manchmal kann das Kind sogar nicht einschlafen, weil es übermüdet ist. Es ist dann gereizt, quengelig oder schreit.

Die Eltern sollten also sehr genau auf erste Anzeichen von Müdigkeit achten. Sie sollten dann sofort mit dem Zubettbringen beginnen und möglichst eine Bettzeitroutine durchführen. Auch ein Seelentröster in Form einer kleinen Puppe oder eines Stofftiers kann hilfreich sein. Bewährt haben sich auch Schmusetücher oder zum Beispiel ein Hemd mit Mutters Geruch. Erfahrene Eltern haben immer ein weiteres Exemplar in Reserve, denn wenn Schmusetuch oder -tier gewaschen werden müssen oder gar verschwinden, ist das Kind untröstlich.

Obwohl man im ersten Lebensjahr nicht von Durchschlafstörungen spricht, können sich schon in dieser Zeit die ersten Störungen im Umgang mit dem nächtlichen Aufwachen verfestigen.

Werden die Kinder beispielsweise bei jedem Erwachen aus dem Bettchen genommen und erst nach erneutem Einschlafen wieder ins Bett zurückgelegt, so ist die Bewältigung des Aufwachens beziehungsweise des Wiedereinschlafens immer an die Anwesenheit der Eltern gebunden und das Kind gewöhnt sich nicht daran, von allein wieder in den Schlaf zu finden. Beruhigend zu wissen: Das Aufwachen selbst ist dabei nicht das eigentliche Problem; Untersuchungen haben gezeigt, dass alle Kleinkinder, also auch Kinder, die von ihren Eltern als »gute

Schläfer« bezeichnet werden, in der Nacht ungefähr zwei- bis dreimal aufwachen.

Mit Infrarotkameras wurde eine Gruppe von (nach Meinung der Eltern) »guten« und eine Gruppe von »schlechten« Schläfern in der Nacht beobachtet. Die guten Schläfer unterscheiden sich danach lediglich insoweit von den »schlechten«, als sie bei nächtlichem Aufwachen selbst wieder in den Schlaf finden und die Eltern nicht durch Schreien wecken, während die »schlechten« Schläfer durch Weinen auf sich aufmerksam machen und nicht in der Lage sind, von selbst wieder einzuschlafen.

Die Eltern der »guten« Schläfer meinen also irrtümlicherweise, dass ihre Kinder in der Nacht praktisch nie aufwachen, da sie sich nicht durch Schreien bemerkbar machen. Häufig aufwachende Kinder haben also eigentlich keine Probleme mit dem Durchschlafen, sondern nur noch nicht gelernt, sich ohne elterliche Hilfe wieder zum Einschlafen zu bringen.

Wie kommt es aber dazu, dass einige Kinder sehr schnell lernen, wieder einzuschlafen, andere Kinder aber sehr lange, womöglich Jahre dafür brauchen? In vielen Studien wurde ein Zusammenhang zwischen einer frühen hohen Irritierbarkeit des Säuglings und späteren Schlafproblemen aufgezeigt. Diese Irritierbarkeit kann ganz unterschiedliche Gründe haben: Geburtskomplikationen beispielsweise, auch eine Neigung zu Koliken. Wichtiger sind allerdings die Auswirkungen dieser Irritierbarkeit auf die Stimmung und das Verhalten der Eltern.

Sie können also selbst einiges dafür tun, dass Sie und Ihr Kind ruhigere Nächte verbringen, und zwar vor allem dadurch, dass Sie weniger tun! Viele Eltern versuchen aber, den Säugling mit allerlei Methoden zu beruhigen, und haben damit oft keinen Erfolg. Sie erleben das schwierige Verhalten des Kindes als etwas, das sie nicht unter Kontrolle bringen können – aber doch sollten. In der Folge verstehen sie jedes Schreien als Aufruf, sich zu kümmern, und versuchen mit wechselnden Mitteln, das Kind zu beruhigen. Da ihre Versuche oft erfolglos bleiben, fühlen sie sich zunehmend in ihrem Selbstwertgefühl als Eltern verunsichert. Hinzu kommt die wachsende Nervosität durch eigene Schlafdefizite.

Sollte ich nachts, wenn mein Kind schläft, immer wieder in sein Zimmer gehen, um zu schauen, ob alles in Ordnung ist?

Eltern schlafgestörter Kinder neigen dazu, nachts ihre Kinder zu kontrollieren und selbst, wenn diese offensichtlich schlafen, immer wieder zu ihnen zu gehen. Kinder, deren Eltern beim Einschlafen nicht anwesend sind und die auch den Nachtschlaf des Kindes nicht kontrollieren, scheinen hingegen seltener nachts aufzuwachen. Ein wichtiger Lernschritt für Eltern von »schlechten« Schläfern ist also, das Kind seinen eigenen Einschlafmethoden zu überlassen und es nicht beim Ein- und Durchschlafen zu stören.

Das ist zunächst sehr schwierig und benötigt Geduld, da sich das Kind anfangs gegen die Veränderung beim Einschlafritual wehrt. Es ist nicht gewohnt, ohne Anwesenheit der Eltern einzuschlafen, und beginnt zu weinen, wenn es allein im Bett liegt. Eltern, die dies aber trotz aller Anfangsschwierigkeiten versucht haben, berichten, dass sie seither auch tagsüber ein viel entspannteres und besseres Verhältnis zu ihren Kindern haben und dass die Kinder selbst tagsüber viel ausgeglichener sind – ganz abgesehen vom ruhigeren Nachtschlaf.

Auch mit neun Monaten gebe ich meinem Sohn jede Nacht zwei Flaschen Milch, weil er sonst nicht weiterschlafen kann. Er will einfach nichts anderes! Außerdem ist er am Tag ein schlechter Esser. Was soll ich tun?

Eine beliebte Ein- und Durchschlafhilfe beim älteren Säugling ist das Fläschchen mit Milch oder Tee. In der Regel bekommen die Kinder abends noch eine Flasche – entweder von den Eltern oder sie halten die Flasche schon selbst – und schlafen darüber ein. Viele Eltern reagieren auch auf nächtliches Erwachen, wie schon früher beim Stillen, grundsätzlich mit etwas zu trinken. Wenn das Kind die Flasche schon allein hält, können die Eltern dann einfach weiterschlafen. Das mag zunächst ganz gut funktionieren, führt aber unweigerlich dazu, dass sich das Kind an nächtliche Nahrung und Flüssigkeitsaufnahme gewöhnt und auch heftig darum kämpft, wenn man ihm diese irgendwann nicht mehr geben möchte.

Wenn Sie dem Kind nachts etwas zu trinken geben, mag das eine Zeit lang bequem sein, führt aber häufig zu Folgeproblemen. So essen Kinder, die nachts ein oder zwei Flaschen Milch trinken, meist tagsüber schlecht, was die Eltern dann beunruhigt. Milch ist sehr nahrhaft. Man kann also nicht erwarten, dass Kinder, die nachts große Kalorienmengen zu sich nehmen, tagsüber viel essen.

Überdies ist es auch aus zahnärztlicher Sicht ungünstig, wenn das Kind ständig Flüssigkeit im Mund hat, da dies Karies verursachen kann. Besonders gilt das für gesüßte Getränke (gesüßter Tee und Kakao), die Sie sowieso vermeiden sollten. Abgesehen von den Ess- und Zahnproblemen ist das nächtliche Trinken jedes Mal sowohl für die Eltern als auch für das Kind mit einer Schlafunterbrechung verbunden, die beim Kind leicht zur Gewohnheit werden kann.

Versuchen Sie deshalb, nachts auf Getränke völlig oder zumindest weitgehend zu verzichten. Auch das Stillen wurde ja zuerst in der Nacht abgestellt. Ausnahmen können Krankheiten, beispielsweise starker Husten, Schnupfen oder Fieber sein. Hier ist eine erhöhte Flüssigkeitsaufnahme für den Krankheitsverlauf günstig und verbessert auch das nächtliche Befinden des Kindes. Man braucht hier auch keine Angst vor Gewöhnung zu haben. Kinder, die normalerweise nachts nichts trinken, werden nach überstandener Krankheit auch nicht mehr nachts nach der Flasche verlangen.

In Kursen für Familien mit Schlafproblemen bei den Kindern hat sich immer wieder bestätigt, dass der Verzicht auf nächtliches Trinken das Durchschlafen wesentlich fördert. Falls das Kind nachts viel trinkt und die Eltern ihm dies abgewöhnen möchten, sollten sie schrittweise vorgehen. Milch kann zunächst immer stärker mit Wasser verdünnt werden, bis sicher ist, dass das Kind nachts nicht wegen des Hungers trinken will, wenn es schreit. Dann wird Flasche für Flasche weggelassen, sodass das Kind zwischen Abend- und Frühstücksmilch keine Milch mehr bekommt.

Wenn die nächtliche Flasche zum ersten Mal wegbleibt, wird das Kind wahrscheinlich heftig protestieren und unter Umständen länger schreien. In diesem Fall sollte ein Elternteil beim Kind bleiben, solange es schreit, jedoch ohne viel auf es einzugehen. Lassen Sie das Zimmer abgedunkelt, setzen oder legen Sie sich auf einen Sessel oder Ähnliches neben das Bett des Kindes, vermeiden Sie aber, viel zu sprechen. Steht das Kind im Bett auf, sollte es – nach einigen Minuten – wieder hingelegt werden. Sie können dazu einen beruhigenden Satz sagen, beispielsweise: »So, nun leg dich wieder hin und mach die Augen zu.« Ansonsten sollten Sie nicht weiter auf das Kind eingehen, sondern lediglich anwesend sein. Alternativ können Sie auch einmal die Atemmethode (siehe Seite 34 ff.) ausprobieren.

Diese Methoden müssen mindestens drei Nächte lang durchgehalten werden. Da diese Zeit recht hart sein kann, empfiehlt es sich, erst mit der Prozedur anzufangen, wenn Sie sich körperlich und psychisch dazu in der Lage fühlen, also nicht gerade dann, wenn Sie sich das Rauchen abgewöhnen, beruflich stark im Stress stehen oder die Eingewöhnung des älteren Geschwisters in den Kindergarten begleiten. Bei den nächtlichen Sitzungen sollten Sie sich möglichst abwechseln.

Eltern, die dies ausprobiert haben, berichten meist, dass die erste Nacht, in der sie die Flasche weggelassen haben, ziemlich anstrengend war. Am zweiten Abend war der kindliche Protest schon (zumindest zeitlich) geringer, am dritten noch geringer und in der vierten Nacht schlief das Kind durch. Mehr als drei Tage sollten Sie also schon durchhalten. Werden die Eltern »rückfällig«, das heißt, geben sie dem Kind nach längerem Schreien doch die Flasche, wird es in Zukunft mit einem neuerlichen Versuch noch schwieriger sein, da das Kind jetzt gelernt hat, dass es nur lange genug schreien muss, bis die Flasche kommt.

Viele Eltern empfinden den Entzug der nächtlichen Flasche als zu grausam für das Kind, sie befürchten, die Beziehung zum Kind könne darunter leiden. Nach unserer Erfahrung und vielen Gesprächen mit Eltern ist genau das Gegenteil der Fall. Die meisten Eltern berichten über eine bessere Beziehung zum Kind. Wie lässt sich das erklären?

Ein Aspekt ist sicherlich, dass das Kind von den Eltern ein eindeutiges Verhalten erfährt, und das vermittelt ihm Sicherheit. Wankelmütige Eltern, die dem Kind mal die Flasche geben, mal zeitweise verweigern und schließlich doch wieder geben, vermitteln Unsicherheit, die sich auf das Kind überträgt. Es weiß nun nicht, woran es ist, sein Verhalten wird also nachts ebenfalls wechselhaft sein. Bleiben die Eltern aber bei ihrem Verhalten, wird das Kind schnell wissen, was von ihm erwartet wird. Da die Eltern das Kind beim Schreien nicht verlassen, erlebt es auch hier ein Stück Sicherheit. Außerdem wirkt es sich auf die Eltern-Kind-Beziehung sicher günstig aus, wenn beide – Eltern und Kind – in der Nacht durchschlafen. Das Kind wird sich über freundliche, ausgeschlafene Eltern tagsüber sicherlich mehr freuen, als wenn sie gereizt, mürrisch und übermüdet sind.

Die Atemmethode zum Einschlafen

Was kann ich tun, damit meine neun Monate alte Tochter nach dem nächtlichen Erwachen lernt, selbst wieder einzuschlafen?

Zunächst sollten Eltern lernen, dem Kind eindeutige Signale zum Einschlafen zu geben. Sie legen das Kind in sein Bettchen und decken es zu. Beim etwas älteren Kind führen sie ein kleines Einschlafritual durch. Sie löschen das Licht oder verdunkeln zumindest. Dann sagen sie »Gute Nacht« und verlassen das Zimmer. Dieses immer gleiche Zubettgehritual kann etwa 30 Minuten dauern, mehr bringt nicht viel.

Beginnt das Kind nach der Verabschiedung der Eltern zu weinen oder zu schreien, so warten Sie zunächst eine kurze Zeit ab. Wichtig ist, darauf zu hören, ob das Kind »Wachgeräusche«

macht, also beispielsweise im Bett aufsteht und lauthals schreit, oder ob es sich um »Schlafgeräusche« handelt, also ob das Kind beispielsweise im Bett mit dem Kopf oder ganzem Körper hin und her schaukelt und jammert oder leicht weint.

Macht es solche Schlafgeräusche, dann warten Sie geduldig weiter ab, denn das Kind könnte dabei bereits im ersten Schlafstadium sein. Würden Sie jetzt zum Kind gehen, könnten Sie es aus dem noch leichten Schlaf reißen. Das erste Schlafstadium kann man etwa mit dem »Dösen« oder dem »Halbschlaf« bei Erwachsenen vergleichen, nur dass Erwachsene dabei selten Geräusche machen.

Nur wenn das Kind »Wachgeräusche« macht, also laut schreit und dabei eventuell am Gitterbett steht, gehen Sie wieder zu ihm ins abgedunkelte Zimmer. Legen Sie das Kind gegebenenfalls wieder hin, geben Sie ihm seinen Schnuller, decken Sie es zu und versuchen Sie es mit der Atemmethode:

Legen Sie dazu Ihre Hand auf Rücken, Bauch oder Flanke Ihres Kindes (je nachdem, welche Lage es im Bett einnimmt). Streicheln Sie nicht, sondern lassen Sie Ihre Hand ruhig auf dem Baby liegen. Ihr Baby spürt so die Wärme und auch das Gewicht Ihrer Hand, beides wirkt beruhigend. Dann beobachten Sie Ihren eigenen Atem. Begleiten Sie nun jedes Ausströmen Ihres Atems mit einem leisen Geräusch, etwa mit ... sch ... oder ... mm ... (gesummt). Machen Sie dieses Geräusch so lange, bis Ihr Atem ganz ausgeströmt ist. Danach atmen Sie wieder ruhig ein und wiederholen das Ausatmen mit Geräusch.

Ihr Atem als ein sehr langsamer und gleichmäßiger Rhythmus wirkt auf Ihr Kind beruhigend, denn es hat selbst einen schnelleren Atem und auch einen schnelleren Herzschlag, als Sie sie haben. Solche Rhythmen haben die Tendenz, sich ein wenig aneinander anzugleichen, weshalb Ihr Baby durch das Lauschen auf Ihren Atem beruhigt und entspannt wird. Entspannung bereitet dann den Boden für das Einschlafen.

Diese Methode hat noch einen zweiten positiven Effekt. Da Sie dabei Ihren eigenen Atem beobachten, werden auch Sie selbst ruhiger und entspannter. Säuglinge spüren Anspannung und Entspannung ihrer Eltern sehr gut und beruhigen sich schon deshalb, weil sie die Ruhe ihrer Eltern spüren. Auch Ihnen tut, nach einem langen, anstrengenden Tag mit Ihrem Baby, diese kurze Entspannungszeit gut und sie sorgt dafür, dass auch Sie später gut einschlafen können.

Nachdem Sie die Atemmethode einige Atemzüge ausgeführt haben und das Baby ruhiger ist (es muss nicht vollständig eingeschlafen sein), verlassen Sie wieder das Zimmer und warten ab, was passiert.

Fängt das Kind wieder an, »Wachgeräusche« zu machen, gehen Sie wieder zu ihm und verfahren genauso wie vorher. Macht es »Schlafgeräusche«, warten Sie erst einmal ab, ob es von selbst wieder einschläft. Auf diese Weise machen Sie weiter, bis Ihr Kind eingeschlafen ist.

Wenn ein Kind zum Einschlafen lange Hilfe erhalten hat, dauert es in der Regel etwa drei bis vier Nächte, bis diese Methode Erfolg hat. Bedenken Sie, dass sich das Kind an die neue Methode erst gewöhnen muss und sie deshalb nicht gleich akzeptiert.

Der Erfolg der Atemmethode steht und fällt mit der Gleichförmigkeit und Ruhe, mit der Sie die Methode ausführen.

Ein solches Vorgehen hört sich nach anstrengender Geduldsprobe an, vor allem, wenn das Kind normalerweise häufig in der Nacht aufwacht. Eltern, die dieses Vorgehen schon beim Einschlafen des Kindes anwenden, machen oft die Erfahrung, dass es bereits in der ersten Nacht besser durchschläft als sonst. Offensichtlich wirkt sich die Tatsache, dass das Kind selbst in den Schlaf gefunden hat, günstig auf das nächtliche Durchschlafen aus. Das feste und klare Vorgehen der Eltern beim Einschlafen gibt dem Kind anscheinend Sicherheit für das weitere Schlafen in der Nacht.

Wechseln Sie sich tageweise ab, da die Zeitspanne bis zum Einschlafen zunächst sehr lang sein kann. Wer mit dem Gutenachtritual begonnen hat, begleitet das Kind auch weiter bis zum Schlaf. Jede Nacht immer der andere, innerhalb einer Nacht aber immer derselbe Elternteil: So sollten die Rollen verteilt werden.

»Ich will aber noch aufbleiben!«

»Niklas! Schalt jetzt den Fernseher ab und komm ins Bad!« Julia Kruse füllt gerade den Zahnputzbecher ihres fünfjährigen Sohnes. Sie wartet noch etwas. Als sie ihn aber nicht kommen hört, ruft sie noch mal, diesmal lauter: »Niklas, das Sandmännchen ist längst vorbei, komm jetzt bitte ins Badezimmer!«

Aus dem Wohnzimmer hört sie unwilliges Maulen ihres Jüngsten, irgendetwas in der Art: »Och ... immer ich ... will aber noch aufbleiben ... Selina darf ja auch noch fernsehen ...«

Die Mutter hört da gar nicht mehr hin, es ist schließlich fast jeden Abend dasselbe. Sie geht ins Wohnzimmer.

»Niklas, wenn du jetzt nicht kommst, gibt es morgen kein Sandmännchen!« Obwohl Julia eigentlich nichts von Drohungen hält, ist ihr heute – wie fast jeden Abend – schon wieder eine herausgerutscht. Gleich hat sie ein schlechtes Gewissen.

Sie benutzt ja inzwischen einige Varianten, beispielsweise: Wenn du jetzt nicht kommst, lese ich dir heute Abend keine Geschichte vor. Oder: ... kriegst du morgen den ganzen Tag keine Süßigkeiten. Oder: ... kriegst du den Bagger nicht, den du dir wünschst. Und so weiter. Sie weiß genau, dass das eigentlich nichts bringt, denn das Sandmännchen darf er dann am nächsten Tag doch sehen, weil Julia ihre Drohung bis dahin längst vergessen hat. Auch die Geschichte bekommt er vorgelesen, weil ihr Niklas mit seinem Gejammere schon bald wieder leidtut. Bekommt er zu Hause keine Süßigkeiten, so holt er sich die bei Oma. Und letztendlich weiß er auch, dass der Baggerwunsch doch irgendwann erfüllt wird.

Auch heute Abend fruchtet ihre Drohung wenig. Niklas lümmelt immer noch vor dem Fernseher und denkt gar nicht daran, aufzustehen. Julia versucht es noch mal: »Niklas, wenn du jetzt nicht ins Bett gehst, bist du morgen früh so müde, dass du wieder erst spät in den Kindergarten kommst, dann ist die Bauecke vielleicht schon belegt.«

»Heute hat mir Tobias die schöne Burg kaputt gemacht, die ich aufgebaut hab«, beklagt sich Niklas bei seiner Mutter.

»Siehst du«, Julia weiß sofort, dass sie jetzt einen Trumpf in der Hand hat. »Ich würde an deiner Stelle jetzt schnell ins Bett gehen, damit du morgen rechtzeitig in die Bauecke kommst.«

»Aber Selina darf auch noch aufbleiben und fernsehen, das ist gemein. Immer muss ich zuerst ins Bett.« Niklas spult sein allabendliches Programm ab.

»Selina macht den Fernseher jetzt auch aus«, sagt Julia und zwinkert Selina zu. Selina versteht den Wink absolut nicht und protestiert: »Aber Mama, du hast mir doch versprochen, dass ich heute noch einen Film sehen darf!«

Julia wirft Selina einen ärgerlichen Blick zu. Jetzt versteht diese endlich. Sie geht zum Fernseher und macht aus.

»Hopp, Niklas, ab ins Bad!« Diesmal hat Julia Erfolg, Niklas trollt sich davon. Fünf Minuten später steht er im Schlafanzug da.

»Mama, den Schlafanzug will ich nicht anziehen, der ist gar nicht kuschelig. Ich will lieber den gelben haben, den ich von Oma zum Geburtstag gekriegt hab.«

Julia überlegt kurz, ob sie sich jetzt auf einen Kampf einlassen soll. Falls ja, wird es vermutlich ein Riesengeschrei geben. Nein, heute wird sie nachgeben, es ist schließlich fast acht Uhr. »Also gut, hol dir den gelben, aber beeil dich!«

Das Zähneputzen klappt klaglos. Niklas sagt Selina und seiner Mutter gute Nacht, dann liest der Vater ihm noch eine Geschichte vor. Als der sich verabschieden will, quengelt Niklas: »Och, Papa, lies mir noch eine Geschichte, die war ja so kurz!«

»Es ist wieder so spät geworden«, kontert der Vater, »da kann ich keine lange Geschichte vorlesen.«

»Ach, bitte Papa, noch die Geschichte vom kleinen Bären, der seine Hose verloren hat ... bitte!«

»Also schön, aber das ist dann wirklich die letzte Geschichte, klar?«

»Klar, Papa«, lacht Niklas und kuschelt sich wieder an seinen Vater.

Zehn Minuten später ist die Geschichte zu Ende. Der Vater gibt Niklas noch einen Gutenachtkuss und will aus dem Zimmer gehen.

»Papa, ich muss noch mal aufs Klo.«

»Hättest du dir das nicht vorher überlegen können?« Jan Kruse wird langsam sauer. »Also, dann geh, aber beeil dich ein bisschen.«

Niklas rennt los und kommt nach wenigen Minuten wieder. Der Vater gibt ihm vorsichtshalber noch mal einen Gutenachtkuss. Dann geht er ins Wohnzimmer zu seiner Frau. Die hat inzwischen Selina ins Bett gebracht, die den Film doch nicht mehr sehen wollte.

»Das war ja wieder ein Theater.« Jan Kruse setzt sich neben seine Frau aufs Sofa.

»Wie viele Geschichten musstest du ihm denn vorlesen?«

»Zwei«, antwortet Jan.

»Nur zwei, da bist du ja gut weggekommen. Ich hab ihm neulich vier vorgelesen, bis er endlich Ruhe gab.«

»Du lässt dich halt zu leicht breitschlagen. Ich glaube, wir müssten da einfach konsequenter sein. Eine Geschichte – und dann Schluss.«

Jan hat kaum ausgesprochen, als die Tür aufgeht und Niklas im Zimmer steht. »Mama, ich hab noch Durst.« »Dann trink noch ein Wasser und geh sofort wieder ins Bett.«

Niklas lässt sich mit dem Trinken viel Zeit. Als das Glas leer ist, setzt er sich zu seinen Spielsachen auf den Boden.

»Niklas, was fällt dir ein, es ist fast neun Uhr, geh sofort zurück ins Bett!«

»Ich will aber noch mein Duplo-Schiff fertig bauen!«

»Niklas, wenn du nicht sofort ins Bett gehst, passiert was!« Jan Kruse sieht jetzt so grimmig aus, dass Niklas doch abzieht – aber nicht, ohne noch vorher Mama und Papa einen weiteren Gutenachtkuss zu geben.

»Warum liegen eigentlich die Kinder unserer Freunde alle um acht Uhr im Bett? Warum klappt das bei denen so gut und wir haben jeden Abend das zweistündige Theater?« Jan schaut seine Frau fragend an.

»Keine Ahnung«, meint die. »Ich glaube, ich frage morgen mal Lena von nebenan, die hat mir neulich etwas von einer Psychologin erzählt, die zu einer Schlafberatung in die PEKiP-Gruppe gekommen ist. Vielleicht kann ich da mal anrufen.«

»Ist das nicht eher was für Babys?«, zweifelt Jan. »Lenas Elias ist doch erst drei Monate alt.«

»Keine Ahnung«, seufzt Julia, »vielleicht hat die ja doch ein paar Tipps für uns, ich werde auf alle Fälle morgen dort anrufen.«

Die Kruses sind mit ihren Problemen keineswegs allein. Je nach Alter zeigt etwa ein Zehntel bis die Hälfte aller Kinder Zubettgehprobleme. Bei fast allen Kindern können die geplagten Eltern gut beobachten, wie die Kinder immer reizbarer, weinerlicher und aggressiver werden, je weiter es in den Abend hineingeht. Das ist als Versuch des Kindes zu verstehen, mit immer mehr »Schwung« und Bewegung gegen seine zunehmende Müdigkeit anzugehen. Dass man sich durch Sport und Bewegung zumindest kurzfristig wieder etwas wacher machen kann, ist auch uns Erwachsenen bekannt. Auch das Kind wendet diese Möglichkeit an – leider allerdings meistens nicht dann und nicht so, wie es Eltern sich wünschen.

Bis ins Schulalter hinein nehmen Zubettgehprobleme im Durchschnitt zu, und zwar sowohl bei Jungen als auch bei Mädchen. Die Widerstände beim Zubettgehen können enorm sein – im Bett aber schlafen die Kinder dann meist schnell ein. Müde genug sind sie ja. Schläft ein Kind dann im Bett nicht ein, liegen keine reinen Zubettgehprobleme vor. Dann sollten die Eltern erkunden, ob das Kind sich vielleicht wegen schlafbezogener Ängste, aus Furcht vor Albträumen oder Ähnlichem vor Bett und Schlaf fürchtet. Oder es könnte sein, dass die Bettgehzeit tatsächlich deutlich zu früh liegt. Der Versuch mit einer späteren Bettgehzeit bringt hierüber Aufschluss. Ein Schlafprotokoll (siehe Seite 46) hilft beim Festlegen der neuen Schlafzeiten.

Schlafbezogene Ängste bei Kindern sind häufig. So ängstigen sich Kinder generell vor der Trennung von den Eltern. Vor allem in den ersten Lebensjahren ist das Kind immer wieder unsicher, ob eine Trennung zur Bettzeit nicht eine endgültige ist. Spielen in diese Trennung dann auch noch Spannungen zwischen Eltern und Kind oder aktuelle Streitigkeiten hinein, verstärken sich diese Ängste und die Reaktionen des Kindes darauf. Der Wunsch der Eltern, das Kind endlich ins Bett zu bekommen, wird vom Kind dann leicht so verstanden, als wollten die Eltern es (endgültig) loswerden oder abschieben. Das Kind wehrt sich dagegen, mit den Mitteln, die es eben zur Verfügung hat.

Auch Ängste vor bestimmten Gegenständen im Kinderzimmer können eine gewisse Rolle bei Zubettgehproblemen spielen. Kinder erwähnen selbst häufig, dass sie vom Wind bewegte Gardinen mit Gespenstern verbinden. Auch die Umrisse einiger Pflanzen können im Dunkeln unheimlich anders erscheinen. Wenn Sie nach solchen Ängsten fragen, können Sie meistens leicht die Ursache abstellen. Selten aber lassen sich Zubettgeh- oder Einschlafprobleme allein damit lösen.

Klein sein heißt abhängig sein. Mit zunehmendem Alter werden Kinder immer selbstständiger, aber ihr Drängen zur Selbstständigkeit läuft ihren tatsächlichen Fähigkeiten oft weit voraus (vor allem bei Jungen). So besteht die Gefahr, dass die Kinder das längere Aufbleiben zur Bettzeit als Schlachtfeld im Kampf um mehr Unabhängigkeit gebrauchen. So wie die Erwachsenen oder ihre älteren Geschwister wollen sie sein: Je länger sie aufbleiben, umso erwachsener sind sie.

Eltern möchten für ihre Kinder sorgen, sie wollen für ihr Kind »das Beste«. Kinder aber möchten möglichst viel selbst bestimmen und zeigen ihre Unabhängigkeitsbestrebungen gern abends, wenn sie ins Bett gehen sollen. Immerhin folgt daraus auch etwas Positives: Zubettgehprobleme sind etwas ganz Natürliches, sie verschwinden von selbst wieder, wenn die Zeit dafür gekommen ist. Bis dahin gilt es, mit ihnen möglichst gut zurechtzukommen.

»Jetzt erzähl schon, was die Psychologin gesagt hat!« Jan Kruse ist schon richtig aufgeregt, denn Julia war tatsächlich bei der Schlafberaterin und die kannte sich wohl auch mit älteren Kindern gut aus. »Immer mit der Ruhe«, lacht Julia, »wenn du so nervös bist, krieg ich heute Abend nicht mal dich ins Bett!«

Hier also die Fragen von Julia Kruse und die Tipps und Anregungen der Schlafberaterin:

Niklas soll eigentlich um 20 Uhr im Bett sein, damit er morgens pünktlich in der Kita ist. Er ist aber meistens abends total aufgekratzt und kommt nicht zur Ruhe. Ist 20 Uhr denn überhaupt die richtige Zubettgehzeit für ihn?

Ist Ihr Kind vor dem Insbettbringen sehr aufgekratzt, kann es sein, dass es bereits übermüdet ist, das heißt, dass der optimale Zeitpunkt für das Zubettgehen bereits überschritten ist. Sind Kinder »hundemüde«, verhalten sie sich oft unruhig, quengelig und aufgekratzt. Mit diesem Verhalten versuchen sie, die aufkommende Müdigkeit zu überspielen. Beobachten Sie Ihr Kind deshalb abends genau und achten Sie auf erste Anzeichen von Müdigkeit. Dies wäre dann der optimale Zeitpunkt für das Zubettgehen.

Um die passende Zubettgehzeit zu ermitteln, ist es auch günstig, eine Woche lang ein Schlafprotokoll zu führen.

Tatsächlich haben Schlafprobleme – auch bei Erwachsenen – sehr häufig mit falschen Einschätzungen zu tun, wie viel Schlaf eigentlich nötig ist. Eltern meinen fast immer, dass ihre Kinder zu wenig schlafen. Lässt man sie einmal notieren, wie viele Stunden ihr Kind tatsächlich schläft, kommt meist mehr heraus, als die Eltern erwartet haben. Ein solches Protokoll kann also zur Beruhigung der Eltern dienen, wenn sie meinen, ihr Kind schlafe zu wenig. Der Hauptzweck ist aber ein anderer.

Nicht selten gibt es nämlich mit Kindern Schwierigkeiten wegen der Schlafzeiten oder können Kinder nicht gut einschlafen, weil die Zubettgehzeit tatsächlich zu früh gewählt ist. Deshalb sollten Eltern bei Zubettgeh- oder Einschlafproblemen des Kindes einmal eine Woche lang genau aufzeichnen, wie viele Stunden das Kind schläft. Notieren Sie entweder die (ungefähren) Einschlaf- und Aufwachzeiten (Mittagsschlaf nicht vergessen!) oder tragen Sie sie auf eine von 0 bis 24 durchnummerierte Linie auf (die Zahlen stehen für die Stunden des Tages). Am nächsten Tag wird dann zusammengezählt. Nach einer Woche lässt sich recht zuverlässig der Durchschnitt des tatsächlich benötigten Schlafs errechnen. Und dann können Sie überprüfen, ob die Bettgehzeit dem wirklich angemessen ist.

Geht das Kind in die Schule oder Kita, muss es also täglich zu einer bestimmten Zeit aufstehen, ist Folgendes am einfachsten: Der täglich benötigte Schlaf wird von der Aufstehzeit abgezogen, und so ermitteln Sie, wann das Kind abends einschlafen sollte. Wenn es also um 6 Uhr aufstehen sollte und nach dem Schlafprotokoll durchschnittlich zehn Stunden schläft, sollte es um 20 Uhr schlafen. Noch eine halbe Stunde für das Einschlafritual dazugerechnet – und Sie haben die Zubettgehzeit gefunden, die für Ihr Kind angemessen ist (vergessen Sie auch hier nicht einen eventuellen Tagesschlaf).

ABBILDUNG **Schlafprotokoll**

Datum	0:00	1:00	2:00	3:00	4:00	5:00	6:00	7:00	8:00	9:00	10:00	11:0
Datum	0:00	1:00	2:00	3:00	4:00	5:00	6:00	7:00	8:00	9:00	10:00	11:0
Datum	0:00	1:00	2:00	3:00	4:00	5:00	6:00	7:00	8:00	9:00	10:00	11:0
Datum	0:00	1:00	2:00	3:00	4:00	5:00	6:00	7:00	8:00	9:00	10:00	11:0
Datum	0:00	1:00	2:00	3:00	4:00	5:00	6:00	7:00	8:00	9:00	10:00	11:0
Datum	0:00	1:00	2:00	3:00	4:00	5:00	6:00	7:00	8:00	9:00	10:00	11:0
Datum	0:00	1:00	2:00	3:00	4:00	5:00	6:00	7:00	8:00	9:00	10:00	11:0

2:00	13:00	14:00	15:00	16:00	17:00	18:00	19:00	20:00	21:00	22:00	23:00	24:00
2:00	13:00	14:00	15:00	16:00	17:00	18:00	19:00	20:00	21:00	22:00	23:00	24:00
2:00	13:00	14:00	15:00	16:00	17:00	18:00	19:00	20:00	21:00	22:00	23:00	24:00
2:00	13:00	14:00	15:00	16:00	17:00	18:00	19:00	20:00	21:00	22:00	23:00	24:00
2:00	13:00	14:00	15:00	16:00	17:00	18:00	19:00	20:00	21:00	22:00	23:00	24:00
2:00	13:00	14:00	15:00	16:00	17:00	18:00	19:00	20:00	21:00	22:00	23:00	24:00
2:00	13:00	14:00	15:00	16:00	17:00	18:00	19:00	20:00	21:00	22:00	23:00	24:00

Unser Zubettgehritual mit Niklas dauert manchmal zwei Stunden. Ist so ein Ritual denn überhaupt sinnvoll?

Bettzeitrituale werden schon empfohlen, seit man überhaupt begonnen hat, sich um Kinder als Kinder zu kümmern. Wie ein solches Ritual aussehen kann, richtet sich in erster Linie nach den Gepflogenheiten in der Familie. Meist beginnt es mit ruhigem Spiel kurz vor der eigentlichen Zubettgehzeit, danach ziehen sich die Kinder um, waschen sich, putzen ihre Zähne. Schließlich wird eine Geschichte vorgelesen, ein Lied gesungen oder ein Gebet gesprochen. Manche Kinder erzählen aber lieber noch etwas vom Tage oder lassen sich von den Eltern schildern, was am Tag alles geschehen ist.

Sie werden also ein ganz eigenes Ritual entwickeln, das zu Ihren und den Vorlieben und Gewohnheiten Ihres Kindes passt. Zwei Dinge sind wichtig: Das Ritual sollte vom Kind inhaltlich mitbestimmt werden. Und es sollte jeden Abend weitgehend gleichförmig ablaufen. Diese Monotonie ist für die Kinder meist nicht langweilig (anders als für die Erwachsenen), sondern vermittelt Sicherheit und Vertrautheit und ist daher dem Schlaf förderlich. Das Zubettgehritual schafft einen entspannten Übergang zwischen Tag und Nacht und erleichtert dem Kind die nächtliche Trennung von den Eltern. Das Bettzeitritual sollte eine halbe Stunde nicht überschreiten. Fordert das Kind immer noch eine Geschichte und noch ein weiteres Lied, können Sie vielleicht in Zukunft vorher die Anzahl von Geschichten und Liedern festlegen, müssen sich daran dann aber auch halten.

Das Aufstellen und Einhalten von Regeln durch die Eltern ist beim abendlichen Zubettgehen wichtig. Wenn Ihr Kind nur lange genug Widerstand leisten oder quengeln muss und dann doch fernsehen oder spielen darf, haben Sie damit den Keim für endlose abendliche Auseinandersetzungen gelegt. Vereinbaren Sie vorher die Zubettgehzeit und achten Sie darauf, dass sie eingehalten wird. Wichtig ist auch, mit dem Zubettbringen rechtzeitig zu beginnen, damit das abendliche Ritual ohne Hektik ablaufen kann. Auf ein ruhiges, entspanntes abendliches Ritual, bei dem sich die Eltern ausreichend Zeit nehmen, wird sich das Kind freuen und somit auch gern ins Bett gehen. Spürt es hingegen Hektik und Unruhe bei den Erwachsenen, weil die beispielsweise den Abendfilm oder die Nachrichten nicht verpassen möchten, so wird es sich leicht abgeschoben vorkommen und das Zubettgehen womöglich mit allen Mitteln hinauszuschieben versuchen.

Je ruhiger und gelassener Sie das abendliche Zubettgehen angehen – gepaart mit Klarheit und Festigkeit –, desto problemloser wird es ablaufen, da sich das Kind sicher fühlen kann. Und ein Gefühl von Sicherheit ist die wichtigste Voraussetzung für das Einschlafen.

In letzter Zeit will Niklas immer, dass wir das Licht in seinem Zimmer anlassen. Ist das sinnvoll?

Damit das Kind möglichst angstfrei ins Bett geht, können die Eltern auf kleine Schlafhilfen zurückgreifen, die von den Kindern oft selbst gefordert werden. Dazu gehören das Schmusetier oder die Lieblingspuppe, die über dic Einsamkeit im Bett hinwegtrösten können, aber auch das kleine Nachtlicht oder ein eingebauter Dimmer, damit das Zimmer nicht so dunkel ist und keine Ängste entstehen. Wenn es beim Einschlafen hilft, können Sie auch die Tür einen Spalt offen lassen, damit das Kind Sie oder die Geschwister noch ein wenig hört. Diese kleinen Schlafhilfen wirken beruhigend und erleichtern damit auch das Zubettgehen.

Was kann ich denn sonst noch tun, damit Niklas im Bett bleibt und nicht ständig mit irgendeiner Ausrede zu uns ins Wohnzimmer kommt?

Eine weitere Möglichkeit, mit den Zubettgehproblemen klarzukommen, ist der Einsatz eines Belohnungskalenders. Dabei erhält das Kind für jeden Abend, an dem das Zubettgehen reibungslos und wie verabredet klappt, einen kleinen Aufkleber in ein Kästchen des Schlafkalenders. Hat das Kind zum Beispiel drei Aufkleber hintereinander erhalten, darf es sich von den Eltern eine gemeinsame Aktivität – etwa ein Gesellschaftsspiel – wünschen. Nach einiger Zeit, wenn das Kind bereits häufig ohne Probleme ins Bett geht, wird der Kalender uninteressant und kann wieder abgehängt werden.

ABBILDUNG Schlafkalender für ....

Montag	Dienstag	Mittwoch	Donnerstag	Freitag	Samstag	Sonntag
☺		☺			☺	

☺ = wie verabredet im Bett

»Puh, jetzt schwirrt mir der Kopf von den vielen Gedanken und Ideen«, meint Jan zu seiner Frau, »aber ich denke, da ist einiges dabei, das wir mal ausprobieren können.« – »Und weißt du was?«, fragt Julia und lacht verschmitzt. »Du kannst gleich mal anfangen, einen zu basteln!«

Tipps bei Zubettgehproblemen

- Führen Sie mindestens eine Woche lang ein Schlafprotokoll zur Ermittlung der günstigsten Zubettgehzeit.
- Achten Sie auf allererste Anzeichen von Müdigkeit. Warten Sie nicht erst, bis das Kind »hundemüde« ist, da ein übermüdetes Kind aufdreht und quengelig wird.
- Ein festes, gleichförmiges Zubettgehritual ist wichtig. Die dazu aufgestellten Regeln sollten Sie konsequent einhalten (beispielsweise waschen, Zähne putzen, eine Geschichte vorlesen, ein Lied singen). Eine halbe Stunde sollte dabei nicht überschritten werden.
- Setzen Sie sich nicht unter Zeitdruck, beispielsweise wegen des Fernsehprogramms oder weil Sie später noch ausgehen wollen. Beginnen Sie in solchen Fällen lieber früher mit dem Zubettbringen.
- Mit kleinen Schlafhilfen vermitteln Sie dem Kind Sicherheit, beispielsweise durch Steckdosenlicht, ein Schmusetier oder wenn Sie die Tür einen Spalt offen lassen.
- Ein Schlafkalender kann Anreize für zügiges Zubettgehen bieten.

»Mama, ich kann nicht schlafen!«

»Das wäre geschafft!« Julia Kruse lässt sich neben ihren Mann aufs Sofa fallen. »Ich hab Selina noch eine Geschichte vorgelesen, und jetzt wird sie wohl hoffentlich gleich einschlafen.«

»Stell dir vor, Niklas ist bei meinem Vorlesen schon eingeschlafen«, meint Jan Kruse. »Jetzt könnten wir doch mal ein kleines Glas Wein trinken, was hältst du davon?«

»Ach ja, das wäre schön!« Julia holt gleich Gläser und Flasche aus dem Schrank.

»Heute war es ganz schön anstrengend mit den beiden«, erzählt sie. »Mit Selina habe ich zwei Stunden an den Hausaufgaben gesessen. Und Niklas kam alle fünf Minuten rein, weil ihm langweilig war. Ich bin jetzt richtig froh, dass wir hier mal in Ruhe zusammensitzen können.« Julia nippt an ihrem Weinglas, als die Tür zum Wohnzimmer aufgeht.

»Mama, ich kann nicht einschlafen!« Selina steht mit Tränen in den Augen im Türrahmen und schaut ihre Eltern flehend an.

»Dass man nicht eine Minute Ruhe hat!«, schimpft Jan Kruse. »Geh wieder zurück ins Bett und versuch es noch mal!«

»Ich hab es doch schon noch mal versucht«, jammert Selina los. »Es geht eben nicht!«

»Pass auf«, meint ihr Vater, »ich weiß einen guten Trick, damit das mit dem Einschlafen besser klappt. Bei mir hilft das immer. Du legst dich jetzt ins Bett, machst die Augen zu und stellst dir in Gedanken eine Schafherde vor. Dann beginnst du, die einzelnen Schäfchen zu zählen: ein Schaf, zwei Schafe und immer so weiter. Du wirst sehen, das hilft.«

»Also gut, dann probier ich das«, seufzt Selina. »Gute Nacht.« Und sie trollt sich.

»Na, hoffentlich klappt das«, sagt Julia und nippt wieder an ihrem Wein. »In letzter Zeit kann Selina wirklich nicht gut einschlafen. Woran das nur liegen mag?«

»Ich denke, das kommt von der Schule.« Jan schüttelt den Kopf. »Selina nimmt alles so wichtig und regt sich wegen jedem Diktat fürchterlich auf.«

»Da kannst du schon recht haben«, stimmt Julia zu. »Sie ist eben so gewissenhaft.«

»Von wem hat sie das wohl?« Jan lacht seine Frau an.

»Ja, ja, das stimmt schon«, bestätigt die, »bei mir muss auch immer alles hundertfünfzigprozentig sein.«

»Mit dem Schafe-Zählen hat es nicht geklappt!« Selina steht schon wieder in der Tür.

»Dann probieren wir es halt mit dem Hausmittel von Oma, ich mach dir schnell ein Glas warme Milch«, beschließt Julia.

»Igittigitt!« Selina rümpft die Nase. »Das krieg ich nicht runter.«

»Willst du nun einschlafen oder nicht?« Jan wird langsam sauer.

»Warme Milch kann ich aber nicht trinken«, jammert Selina weiter.

»Dann musst du selbst sehen, wie du einschläfst«, poltert Jan. »Jedenfalls störst du uns jetzt bitte nicht mehr, wir wollen auch mal unseren Feierabend.«

»Du bist gemein«, mault Selina und zieht beleidigt ab.

»So, jetzt gibt es vielleicht Ruhe.« Jan Kruse lehnt sich ins Sofa zurück. Doch da hat er nicht mit seiner Frau gerechnet:

»Findest du nicht, dass du zu grob mit Selina umgegangen bist? Sie kann doch nichts dafür, dass sie nicht einschlafen kann.«

»Jetzt fang du auch noch an«, ärgert sich ihr Mann. »Jeden Abend kommt Selina mindestens fünf Mal wieder aus dem Bett, weil sie angeblich nicht einschlafen kann, und ich finde, es wird in letzter Zeit immer schlimmer. Meine Geduld ist am Ende, jetzt müssen wir mal streng sein, sonst tanzt sie uns nur auf der Nase herum.«

»Also, ich finde, man müsste mal mit Selina in Ruhe darüber reden, vielleicht hat sie irgendwelche Sorgen und grübelt abends darüber nach?«

»Sorgen? Was sollte eine Zweitklässlerin schon für Sorgen haben? Nein, ich denke, da bist du auf dem Holzweg. Wir müssen einfach durchgreifen, dann regelt sich das von alleine. Aber von mir aus: Red mit ihr morgen drüber, ich geh jetzt jedenfalls ins Bett.«

»Typisch Mann«, murmelt Julia und nimmt sich vor, morgen mit Selina zu sprechen.

Was sind Einschlafprobleme?

Wenn sich das Kind im Bett befindet, auch einschlafen will, aber nicht kann, dann liegen Einschlafprobleme vor. Eine Übergangsperiode vom Wachen zum Schlafen sollten die Eltern dem Kind schon zugestehen – eine halbe Stunde Wachliegen gilt noch als akzeptabel, wenn das Kind in dieser Zeit einigermaßen still im Bett bleibt und nicht nach den Eltern ruft oder zu ihnen läuft.

Jungen und Mädchen können von Einschlafproblemen gleichermaßen betroffen sein. Insgesamt hat etwa ein Drittel bis die Hälfte aller Kinder irgendwann einmal mit Einschlafproblemen zu kämpfen. In den ersten Lebensjahren allerdings treten sie nur selten auf, dann nehmen sie mehr und mehr zu, bei Schulkindern sind sie die mit Abstand häufigste Schlafstörung. Ob es dabei die Schule ist, die den Kindern »den Schlaf raubt«? Oder ob Eltern nun, da die Kinder auch etwas »leisten« müssen – oder zumindest müssten –, stärker darauf achten, dass die Kinder ausgeschlafen sind, und sie deshalb zu früh ins Bett schicken?

Die Frage nach den Ursachen ist immer schwierig. Viele Möglichkeiten sind denkbar. Oft liegen die eigentlichen Auslöser der Schlafprobleme in der Vergangenheit, sind eigentlich auch nicht mehr bedeutsam, aber die Schlafprobleme haben sich etabliert, sind »eingerissen« und werden nun durch ein ungünstiges Schlafverhalten aufrechterhalten.

So ist bekannt, dass Krankheiten aller Art, beispielsweise auch Schnupfen, zu Schlafproblemen führen können. Wenn nach Ende der Krankheit der gute Schlaf nicht wiederkommt, dann liegt die Vermutung nahe, dass die Krankheit wohl der Auslöser war, die Schlafprobleme nun aber durch andere Quellen aufrechterhalten werden. Zum Beispiel durch ungünstiges Schlafverhalten.

Das kann so aussehen, dass die Kinder zu früh ins Bett geschickt werden, um »endlich einmal« richtig zu schlafen, oder dass es sich während der Krankheit eingeschliffen hat, im Bett zu essen, zu lesen, womöglich fernzusehen. Deshalb ist die Suche nach tiefgründigen Ursachen bei Schlafproblemen oft ohne Erfolg, vielleicht sogar ungünstig, wenn das Kind merkt, dass es durch das Problem noch mehr Aufmerksamkeit und Zuwendung von den Eltern erhalten kann.

Immerhin, einige häufige Probleme lassen sich benennen. Auf *Angst* des Kindes wurde schon bei den Zubettgehproblemen hingewiesen. Bei Einschlafproblemen spielt sie eine noch größere Rolle. Ob es sich bewegende Gardinen sind, Autoscheinwerfer, Klappern von Rollläden, Pflanzenschatten ... Oder ob es sich um Tagesereignisse handelt, die dem Kind nachgehen, am Tage vielleicht verdrängt wurden, nun aber mit Macht nach oben kommen ... Ob es die Angst vor dem Schlaf ist, der Bewusstlosigkeit ... Ob es die Angst vor dem Morgen ist, vor Schule oder anderen Schrecknissen: Alles ist möglich. Vermutungen bringen nicht viel, sprechen Sie mit Ihrem Kind einfach darüber. Und aus dem Gespräch – wenn denn tatsächlich Ängste eine Rolle bei den Einschlafproblemen spielen – folgen oft schon erste Lösungsmöglichkeiten.

Hilfen für das leichtere Einschlafen

Julia Kruse redet gleich am nächsten Nachmittag mit Selina. »Ich kann doch nichts dafür, dass ich einfach nicht einschlafen kann«, beklagt die sich bei ihrer Mutter.

»Das hat ja keiner behauptet«, beruhigt Julia ihre Tochter.

»Papa war aber gestern voll sauer auf mich, der war richtig gemein!«

»Mal langsam, Selina! Papa hat sich bloß aufgeregt, weil du ständig wieder im Zimmer gestanden bist und er ein wenig Ruhe haben wollte. Er hat gerade bei der Arbeit viel Ärger und braucht am Feierabend einfach ein wenig Entspannung. – Aber sag mal, wie kommt es denn, dass du in letzter Zeit nicht richtig einschlafen kannst?«

»Ich weiß auch nicht recht, ich muss halt immer was denken.«

»An was denkst du denn? Machst du dir über irgendetwas Sorgen? Du weißt doch, dass du mir alles erzählen kannst.«

»Ich denk halt an das, was in der Schule war, oder an den nächsten Tag, ob wir wohl einen Test schreiben oder ob ich an die Tafel gehen muss oder so was.«

»Aber Selina, daran brauchst du doch nicht zu denken, du bist doch gut in der Schule, und wir sind zufrieden mit dir.«

»Das weiß ich ja, trotzdem denke ich immer an so etwas, ich kann auch nichts dagegen machen.«

»Du, Selina, mir kommt da gerade eine Idee. Wie wäre es, wenn du mir von jetzt an jeden Abend etwas über den Tag erzählst und mit mir auch noch ein bisschen über den nächsten Tag sprichst? Vielleicht musst du dann beim Einschlafen nicht mehr so viel darüber nachdenken.«

»Gut, vielleicht hilft es ja, ich möchte wirklich schneller einschlafen.«

Wie Erwachsene können auch Kinder abends ins »Grübeln« geraten und sich noch über allerlei Dinge den Kopf zerbrechen. Julias Idee, mit Selina abends noch ein paar Minuten zu reden, ist also recht vielversprechend.

Vielleicht sollte sie auch einmal überprüfen, ob Selina überhaupt schon müde genug ist, um ins Bett zu gehen. Ein Schlafprotokoll (siehe Seite 45 ff.) wird hier gute Dienste leisten. Wurde das Schlafbedürfnis des Kindes bisher überschätzt, das heißt, kommt das Kind mit viel weniger Schlaf aus, als Sie dachten, so sollte das Kind abends einfach etwas später ins Bett geschickt werden, damit es müde genug zum Einschlafen ist. Auch kann es manchmal nötig sein, einen zu ausgedehnten Mittagsschlaf zu reduzieren (nur bei älteren Kindern).

Wie bei den Zubettgehproblemen ist es auch bei Einschlafschwierigkeiten sinnvoll, ein Gutenachtritual einzuführen, das Trennungsängste mildert und Sicherheit vermittelt. Ebenso sind hier die kleinen Schlafhilfen (siehe Seite 49) nützlich, dadurch können Ängste vor Dunkelheit oder Einsamkeit verringert werden.

Bei chronischen Einschlafschwierigkeiten haben sich auch

Entspannungsverfahren bewährt. Diese und besondere Entspannungsgeschichten finden sich im Internet oder in Büchern. Traumreisen für Kinder enthält etwa FRIEBEL (2015), ein Kapitel mit besonderen Entspannungsgeschichten zum Einschlafen enthält FRIEBEL (2014); beide hinten im Literaturverzeichnis). Auch die Geschichten im vorliegenden Buch sind gut als Entspannungsgeschichten zum Einschlafen verwendbar.

Meeratem

Meeratem ist eine Atementspannung für Kinder. In der hier vorgestellten Version kann sie bei Ein- und Durchschlafproblemen helfen. Das Kind lernt bei der Durchführung mit den Eltern, sich selbst im Bett zu entspannen. Voraussetzung ist, dass das Kind sprachlich Geschichten gut versteht und sich auch Dinge vorstellen kann.

Meeratem beginnt als Fantasiereise. Das Kind soll die Augen schließen und sich ein Meer vorstellen und Wellen, die einen schönen Strand hinauflaufen. Im zweiten Teil kommt der Atem dazu: Mit jedem Atemzug rollt eine Welle den Strand hinauf. Im dritten Teil stellt sich das Kind vor, dass mit jeder Welle, mit jedem Atemzug, die Ruhe des Meeres in es hineinströmt und es immer ruhiger wird.

Beim Kennenlernen mit den Eltern sprechen diese den Text unten langsam vor, mit Pausen. Die Worte können auch etwas verändert werden. So kann statt des neutralen Eingangssatzes das Kind an ein Meer erinnert werden, das es schon kennt.

Dann kann dem Kind gesagt werden, dass es sich die Wellen und den Atem und die Ruhe auch selbst vorstellen kann. Besonders gut sei die Gelegenheit dazu, wenn es nicht gut einschlafen kann oder wenn es nachts aufgewacht ist und nicht gleich wieder einschläft. Denn dann sei ja Zeit ...

MEERATEM – EINE ENTSPANNUNGSÜBUNG FÜR KINDER

Stell dir eine Meeresküste vor.

Wellen laufen den Strand hinauf, wieder und wieder.

Stell dir eine Welle vor, wie sie den Strand hinaufläuft – und wieder zurückspült ins Meer. Die nächste Welle rollt über sie.

Du hörst den ruhigen Klang der Wellen.

Vielleicht hörst du auch Möwen rufen, die kreisen am Himmel über dem Meer.

Das Brausen der Wellen, wenn es den Strand hinaufspült – und wieder hinunter, von der nächsten Welle schon überrollt.

Du spürst die Ruhe des Meeres ...

Achte auf deinen Atem. Bei jedem Atemzug hörst du eine Welle des Meeres ...

Zwischen den Atemzügen ist Stille – ruhig, lebendig, klar.

Achte so einige Atemzüge lang einfach auf deinen Atem – und auf die Wellen des Meeres ...

Achte darauf, wie bei jedem Atemzug die Ruhe des Meeres in dich hineinströmt. Bei jedem Atemzug strömt Ruhe in dich ...

Du spürst die Ruhe tief in dir wachsen ...

Tipps bei Einschlafproblemen

- Schlafbedarf mithilfe eines Schlafprotokolls ermitteln.
- Tagesereignisse zusammen mit dem Kind noch einmal Revue passieren lassen, auch über den nächsten Tag kurz sprechen. Das reduziert Erwartungsängste und baut Tagesspannungen ab.
- Ein Gutenachtritual reduziert Ängste und gibt Sicherheit.
- Entspannungsgeschichten oder Entspannungsübungen (etwa »Meeratem«) geben dem Kind die Möglichkeit, sich selbst zu beruhigen und Tagesspannungen zu lösen.

»Mir wird's hier zu eng!« Der Vater murrt

»Papa, Papa!«

Jan Kruse schreckt aus tiefstem Schlaf hoch.

»Was? ... Wie? ... Ach so, Niklas, du bist es ... Ist was passiert? Wie viel Uhr ist es eigentlich? O Gott, erst zwei Uhr, mitten in der Nacht, geh wieder ins Bett und schlaf!«

»Papa, darf ich zu dir ins Bett kommen?«

»Von mir aus«, ächzt Jan. Er ist zu müde zum Streiten.

Niklas klettert geschickt in die »Besucherritze«, zieht ein Stück von Papas Decke über sich und kuschelt sich ganz dicht an ihn.

Wenige Augenblicke später spürt Jan wieder eine Erschütterung an seinem Bett. Er schafft es nicht, die Augen aufzumachen, und weiß sowieso schon Bescheid: Selina hat gehört, dass ihr Bruder aus dem Kinderzimmer geschlichen ist und kommt jetzt ebenfalls ins Elternbett. So ist das häufig.

Jan zerrt am letzten Stück Bettdecke, das ihm noch geblieben ist, und versucht weiterzuschlafen.

»Au!« Wieder wird Jan aus dem Schlaf gerissen. Was er gerade im Gesicht gespürt hat, war offensichtlich ein Fuß. Der Fuß von Niklas, um genau zu sein. Niklas liegt inzwischen mit den Füßen am Kopfende, ein kurzer Blick auf den Wecker, drei Uhr zwanzig, aha. Gott sei Dank noch nicht Zeit zum Aufstehen. Auf Jan Kruses eingeschlafenem linken Bein liegt Selina. Vorsichtig zieht er seinen Fuß unter Selina hervor. Ab jetzt muss er also mit angezogenen Beinen schlafen. Hauptsache: schlafen. Um nicht wieder mit Niklas' Fuß in Berührung zu kommen, rückt er ein Stück nach hinten. »Verdammt!«

Das war ja schon die Bettkante! Jan rappelt sich auf und betrachtet seine Frau und die beiden Kinder. Komisch, die scheinen prächtig zu schlafen. Er jedenfalls beschließt, für diese Nacht aufs Wohnzimmersofa auszuwandern, da hat man wenigstens seine Ruhe. »Und morgen lasse ich einfach keinen mehr in mein Bett«, murmelt er vor sich hin, während er sich auf dem kurzen Sofa zu strecken versucht und die dünne Wolldecke mühsam über die Füße strampelt.

Durchschlafprobleme und ihre Folgen

Durchschlafprobleme sind bis etwa zum Schuleintritt die häufigsten Schlafschwierigkeiten bei Kindern, dann treten stärker Probleme mit dem Einschlafen in den Vordergrund. Ab dem achten Lebensjahr erwacht nur noch etwa eines von fünfzig Kindern regelmäßig und im Sinne einer Durchschlafstörung während der Nacht, bei etwa einem Viertel aller Kinder ist es gelegentlich der Fall. In den Jahren davor liegen beide Zahlenwerte deutlich höher, wobei Jungen etwas häufiger betroffen sind als Mädchen.

Einfaches Erwachen während der Nacht wird man schwerlich als Durchschlafstörung ansehen. Auch die meisten Erwachsenen erwachen nachts mindestens einmal – und schlafen nach dem Gang zur Toilette ohne Weiteres wieder ein. Sie erinnern sich am nächsten Morgen oft gar nicht mehr daran. Und Eltern wissen, weshalb sie den nächtlichen Gang zur Toilette beim Kind nicht als Problem, sondern besser als begrüßenswerte Leistung betrachten sollten …

Als Durchschlafstörung wird man nächtliches Erwachen des Kindes erst dann ansehen, wenn es Eltern oder Geschwister weckt, und das heißt eben, wenn das Kind nicht selbstständig wieder einschlafen kann.

Für die Ursachen von nächtlichem Erwachen gilt wieder, dass man sich vor zu tiefschürfenden Analysen hüten sollte. Häufig haben banale Probleme, zum Beispiel eine Erkältungskrankheit, einmal als Auslöser fungiert, die Durchschlafprobleme werden aktuell aber durch ganz andere Umstände aufrechterhalten. Und diese Umstände sind oft dieselben wie bei den Einschlafproblemen: Ungünstige Schlafgewohnheiten haben sich eingeschlichen, die Bettgehzeit liegt zu früh oder die Eltern gewähren zu viel Aufmerksamkeit, wenn sich das Kind nachts meldet.

Kommt Ihr Kind nachts zu Ihnen und kümmern Sie sich dann zu intensiv um es, fasst es das womöglich als Belohnung auf und wird in der Folge nachts des Öfteren von sich hören lassen. Auch häufig wechselnde, inkonsequente Reaktionen, einmal zornig, dann wieder sehr entgegenkommend, können die Durchschlafprobleme verschlimmern.

Sie sollten auch bedenken: Durchschlafen ist eine Kunst, die das Kind im Laufe der Zeit erst lernen muss. Wie alle Eltern aus leidvoller Erfahrung wissen, folgt das Neugeborene in den ersten Wochen und Monaten keineswegs der bei Erwachsenen üblichen Tageseinteilung, sondern bringt seinen eigenen Rhythmus mit, in dem sich Schlafen und Wachen (und Schreien) in wesentlich kürzeren Takten abwechseln. Erst die Erfahrungen des Neugeborenen – und wohl vor allem die zunehmende Reifung des Gehirns – bringen eine Umstellung auf das 24-Stunden-Schema mit sich, das wir Erwachsenen kennen und das wir auch lieben – wie uns spätestens die erste Nacht mit dem ersten Kind verdeutlicht.

Bei den meisten Kindern ist diese Umstellung mit dem ersten

Lebensjahr abgeschlossen. Erst nach dem ersten Lebensjahr kann deshalb überhaupt von einer Durchschlafstörung beim Kind gesprochen werden. Vorher ist das nächtliche Erwachen des Kindes, ob wir das wahrhaben wollen oder nicht, ein völlig normaler Vorgang. Und auch noch einige Zeit nach dem ersten Lebensjahr sollte man mit der Etikettierung »Durchschlafstörung« vorsichtig sein.

Wenn Kinder – oder Erwachsene – nachts erwachen, so geschieht das meist nicht irgendwann, sondern während besonders sensibler Phasen des Schlafs. Denn man unterscheidet den leichten Schlaf, den Tiefschlaf und den Traumschlaf. Diese lassen sich auch im Schlaflabor anhand von abgeleiteten Hirnwellen gut gegeneinander abgrenzen. Auch verschiedene andere Körperfunktionen, so die Atmung und der Herzschlag, unterscheiden sich in diesen drei Hauptstadien des Schlafs deutlich voneinander.

Leichter Schlaf, Tiefschlaf und Traumschlaf wechseln während der Nacht einander ab. Etwa alle 90 Minuten (bei Kindern je nach Alter früher) beginnt eine neue Folge, ein neuer Zyklus dieser drei Zustände. Bei manchen Menschen ist der leichte Schlaf besonders leicht störbar, sodass sie immer, wenn dieser gerade an der Reihe ist (also etwa alle 90 Minuten) durch äußere Reize leicht geweckt werden können. Man spricht dann von einer besonders niedrigen sensorischen Reizschwelle. Auch zwischen zwei Schlafstadien, wenn das Kind also vom Tiefschlaf in den leichten Schlaf »auftaucht«, ist die Empfänglichkeit für äußere und innere Reize besonders hoch.

So scheinen Phänomene wie nächtliches Zähneknirschen, Nachtschreck, Bettnässen, Schlafwandeln und Sprechen im Schlaf vor allem stattzufinden, wenn sich das Kind in diesen Zwischenbereichen des Schlafs befindet. Das mag auch einen

Grund darin haben, dass die Gehirnreifung bei Kindern noch nicht abgeschlossen ist und es daher besonders beim Wechsel in andere Bewusstseinszustände, der mit dem Wechsel der Schlafstadien verbunden ist, noch zu Fehlfunktionen kommen kann. Die genannten Phänomene, oft werden sie als »Parasomnien« zusammengefasst, erklären sich schon von daher als harmlose, vorübergehende Erscheinungen (ausführlicher zu diesen Problemen ab Seite 81).

Hilfen bei Durchschlafproblemen

Die Hilfen bei Durchschlafproblemen unterscheiden sich bei älteren Kindern nicht sehr von den Hilfen, die wir in den Kapiteln über Einschlafprobleme und Zubettgehprobleme bereits angesprochen haben. Es zeigt sich auch immer wieder, dass Kinder, bei denen das Zubettgehen oder das Einschlafen besser geregelt werden konnte, plötzlich auch gut durchschlafen. Vermutlich ist es einfach für alle Schlafprobleme gleichermaßen wichtig, dass Kinder entspannt und mit einem Gefühl der Sicherheit zu Bett gehen.

Wacht das Kind fast jede Nacht ein- oder mehrmals auf und wendet sich an die Eltern, so empfiehlt es sich zunächst, das Schlafbedürfnis des Kindes beispielsweise mithilfe eines Schlafprotokolls eine oder zwei Wochen lang zu überprüfen. Möglicherweise ist das Schlafbedürfnis des Kindes in der letzten Zeit gesunken, sodass es zu früh ins Bett musste, um die ganze Nacht lang durchschlafen zu können. Oder das Kind macht noch einen ausgedehnten Mittagsschlaf und ist dann mitten in der Nacht schon ausgeschlafen. Zum Schlafprotokoll und den Konsequenzen daraus siehe ab Seite 45 ff.

Wie schon beim Zubettgehen und beim Einschlafen ist es auch zum Durchschlafen nützlich, ein abendliches Bettzeitritual einzuführen. Ein an die kindlichen Bedürfnisse anknüpfendes Ritual (siehe Seite 48 f.) vermittelt dem Kind Sicherheit, lässt es entspannter einschlafen und damit häufig auch besser durchschlafen. An dieser Stelle sollen auch noch mal die kleinen Schlafhilfen wie Nachtlicht, offene Tür und Schmusetier erwähnt werden. Sie ändern zwar nicht viel daran, dass Ihr Kind aufwacht, dafür können sie ihm aber dabei helfen, das Aufwachen allein zu bewältigen und die Eltern oder Geschwister nicht zu stören. Wacht das Kind nämlich nachts auf und kann sich gleich im Raum orientieren, sieht zum Beispiel sein schlafendes Geschwister im anderen Bett oder hört durch die offene Tür noch die Eltern im Wohnzimmer sprechen, so wird es sich nicht ängstigen, sondern kann sich beruhigt wieder umdrehen und weiterschlafen.

Ihr Kind findet nachts häufiger seinen Tröster nicht, beispielsweise den Schnuller oder das Schmusetier? Dann bringen Sie doch gut erreichbar über dem Bett ein kleines Körbchen oder Ähnliches an und deponieren dort einen weiteren Schnuller, unter Umständen auch eine kleine Teeflasche und ein Schmusetier. So kann sich das Kind in der Nacht selbst helfen. Den meisten Kindern macht es Spaß, ein solches Körbchen zu besorgen oder zusammen mit den Eltern zu basteln. Außerdem werden die Bewältigungsmöglichkeiten der Kinder dadurch erheblich gestärkt. Die Eltern zeigen ihrem Kind damit, dass sie ihm schon zutrauen, das Durchschlafproblem selbst zu lösen.

Bei Kindern ab etwa vier Jahren kann auch ein Schlafkalender nützlich sein (siehe Seite 50). Das Kind erhält dann am Morgen von den Eltern einen kleinen Aufkleber oder Ähnliches, wenn es bei nächtlichem Aufwachen die Eltern nicht gestört hat (außer aus wichtigem Anlass), sondern es selbst geschafft hat, weiterzuschlafen.

Ungünstig ist es, wenn die Eltern dem Kind bei nächtlichem Erwachen zu viel Aufmerksamkeit zuteilwerden lassen, wenn sie es beispielsweise herumtragen, mit ihm spielen oder ihm etwas vorlesen. Auf diese Weise kann das Kind durchaus Gefallen an solchen nächtlichen Aktivitäten finden, sodass es die Eltern nun womöglich immer häufiger stört. Ein bestimmtes, ruhiges und sachliches Verhalten ist in der Nacht angebracht, denn das Kind soll ja auch lernen, den Schlaf der Eltern (und Geschwister) zu respektieren.

Auch hier führt häufig wechselndes Verhalten zu Verunsicherung und damit zu häufigeren nächtlichen Störmanövern. Nur allzu verständlich ist es, wenn Eltern in manchen Nächten sehr verständnisvoll, in anderen Nächten dagegen wütend oder gereizt auf das Aufwachen des Kindes reagieren. Auch Eltern sind nicht jeden Tag beziehungsweise jede Nacht in der gleichen Verfassung. Dennoch fördern häufig wechselnde Reaktionen das nächtliche Erwachen des Kindes und sollten so gut es geht vermieden werden.

Nun noch ein Wort zum Problem von Jan Kruse in unserer Fallgeschichte: Wie bei Kruses kommen viele Kinder nachts zu ihren Eltern ins Bett. Meist schlafen sie dort auch sehr gut weiter und oft sogar bis zum nächsten Morgen durch. Grundsätzlich ist nichts dagegen zu sagen, das Kind mit ins Elternbett zu nehmen. Oft bessern sich dadurch die Durchschlafprobleme. Sie sollten sich aber auch über Ihre eigenen Interessen im Klaren sein und diese entsprechend berücksichtigen. So ist der nächtliche »Überfall« für Herrn Kruse so störend, dass er kaum ein Auge zumachen kann und schließlich sogar aus dem Schlafzimmer auszieht.

In diesem Fall wäre es tatsächlich besser, wenn Jan Kruse seinen Kindern klarmachen würde, dass er nachts in seinem Bett allein bleiben möchte, und wenn er darauf dann auch besteht. Als Unterstützung könnte er zusammen mit seinen Kindern einen Belohnungskalender basteln (siehe Seite 50). So könnte Jan Kruse seinen Kindern dabei helfen, ihr nächtliches Erwachen selbst zu bewältigen.

Hilfreich kann es auch sein, eine zusätzliche Matratze mit Decke und kleinem Kissen ins Elternschlafzimmer zu legen. Wacht das Kind in der Nacht auf und kommt zu den Eltern, so kann es auf dieser Matratze weiterschlafen, wodurch der Schlaf von Eltern und Kind weniger gestört wird, das Kind aber trotzdem die Nähe der Eltern erlebt.

Bei familiären Problemen, die beim Kind zu starker Anspannung und damit unter Umständen zu Durchschlafproblemen führen können, ist es zunächst wichtig, mit dem Kind ins Gespräch zu kommen, ihm beispielsweise zu vermitteln, dass es an den Schwierigkeiten keine Schuld trägt, dass es trotz aller Probleme geliebt und akzeptiert wird. Häufig glauben Eltern, dass erst das Sprechen über die häuslichen Probleme zu Spannungen beim Kind führe, und vermeiden es deshalb eher, über solche Probleme zu reden. Tatsache ist aber, dass Kinder sehr gute Antennen für die Gefühle der Eltern haben und spüren, wenn etwas nicht in Ordnung ist. Oft beziehen sie diese Probleme dann aber auf sich und denken, sie selbst seien die Ursache für die familiären Schwierigkeiten. Helfen Gespräche im Familienkreis nicht, so empfiehlt es sich, eine Familienberatungsstelle aufzusuchen, um hier – an neutralem Ort – über die Probleme zu reden.

Trotz aller Bemühungen lassen sich manche Probleme einfach nicht beseitigen. Dann steht das Kind unter einer Dauerbelastung und braucht nun auch für sich selbst Bewältigungsmöglichkeiten. Hier kann es nützlich sein, wenn das Kind eine Entspannungsmöglichkeit lernt und diese dann selbst abends vor dem Einschlafen oder bei nächtlichem Aufwachen einsetzt. Eine Atementspannung, der »Meeratem«, steht auf Seite 59. Unterstützend können die Eltern dem Kind abends Entspannungsgeschichten vorlesen, beispielsweise in der Art der Geschichten vom Kätzchen oder vom kleinen Bären ab Seite 116. Damit erfährt es einen entspannten Übergang zwischen Wachsein und Schlafen und bekommt zudem noch ein wenig elterliche Zuwendung, die ihm Geborgenheit und Sicherheit vermittelt und es so besser durchschlafen lässt.

Tipps bei Durchschlafproblemen

- Falls das Kind neben dem nächtlichen Erwachen auch Zubettgeh- oder Einschlafprobleme hat, diese zuerst angehen (siehe Seite 38 ff. und 52 ff.), da sich problemloses Zubettgehen und Einschlafen oft günstig auf das Durchschlafen auswirken.
- Falls das Kind nachts häufig Schnuller, Teeflasche oder Ähnliches braucht und im Bett nicht findet, ein Tröster-Depot einrichten, aus dem es sich selbst mit dem Notwendigen versorgen kann.
- Belohnungskalender einführen mit Aufklebebildern für Nächte, in denen das Kind ohne Störung der Eltern wieder eingeschlafen ist (siehe auch Seite 50).
- In der Nacht dem Kind möglichst wenig Aufmerksamkeit zukommen lassen. Eintöniges, gleichförmiges Verhalten der Eltern ist für problemloses Weiterschlafen förderlich.
- Schlafen des Kindes im Elternbett ist nur dann eine Lösung, wenn sich Kinder und Eltern dabei wohlfühlen. Eine zusätzliche Kindermatratze im Elternschlafzimmer kann dem Kind Sicherheit durch die elterliche Nähe vermitteln, gleichzeitig verbessert es die Schlafqualität von Eltern und Kind.

Nicht nur bei Erwachsenen, auch bei Kindern gibt es Frühaufsteher. Sie wachen morgens zwischen fünf und sechs Uhr auf und sind putzmunter. Sämtliche Versuche, das Kind wieder zum Schlafen zu bringen, nützen nichts. Oft handelt es sich bei diesen Kindern auch um Kurzschläfer, das heißt, sie brauchen insgesamt weniger Schlaf als andere Kleinkinder.

Solche Kinder kosten viel Kraft, jedoch ist es unnötig, sich über die geringe Schlafzeit Sorgen zu machen. Stattdessen sollte versucht werden, das Kind morgens noch eine Weile im Bett zu beschäftigen. Dazu können ihm (schon am Abend zuvor) Spielsachen und Bilderbücher am Fußende des Bettes bereitgelegt werden. So lässt sich manchmal erreichen, dass sich das Kind morgens noch einige Minuten allein beschäftigt.

Sie können auch versuchen, das Kind abends schrittweise etwas später hinzulegen. Häufig klappt das jedoch nicht, da die Kinder schon zu müde sind und das Einschlafen dann zum Problem wird.

Auch den Tagesschlaf kann man etwas variieren, beispielsweise das Kind wecken, falls es den ganzen Nachmittag »verschläft«, um so den Nachtschlaf zu verlängern. Hier sollte aber sehr genau auf den Erfolg geachtet werden: Der nächtliche Schlaf kann sich auch durchaus verschlechtern, wenn man den Tagesschlaf weglässt!

So lässt sich die eine oder andere Variation ausprobieren. Häufig nützen solche Maßnahmen aber bei Frühaufstehern oder Kurzschläfern nicht viel. Sie benötigen einfach viel weniger Schlaf als andere, womit sich die Eltern abfinden müssen. Sich nach dem Aufwachen noch eine Zeit lang allein zu beschäftigen, ist dann der größte Erfolg.

Beim älteren Säugling und Kleinkind können sich Schlafzeit und Schlafeinteilung noch von Tag zu Tag oder von Woche zu Woche ändern. Das erfordert von den Eltern große Flexibilität. Manche Kleinkinder schlafen tagsüber nur einmal, manche zwei- oder gar dreimal. Die einen schlafen tagsüber nur jeweils 20 Minuten, andere zweimal zwei Stunden. Es bleibt den Eltern kaum etwas anderes übrig, als sich diesem ständig verändernden Rhythmus einigermaßen anzupassen. Erst gegen Ende des ersten Lebensjahres haben die meisten Kinder einen relativ festen Tag-Nacht-Rhythmus entwickelt.

Die richtigen Zeiten

Das Schlafbedürfnis nimmt im Laufe eines Menschenlebens von etwa 16 Stunden beim Neugeborenen auf etwa siebeneinhalb Stunden beim Erwachsenen und sechs Stunden beim alten Menschen ab. Dies sind allerdings lediglich Durchschnittswerte, schon bei Neugeborenen bestehen große individuelle Unterschiede. So kann der eine Säugling nur zwölf Stunden Schlaf benötigen, während ein anderer 18 Stunden »verschläft«.

Eines ist aber sicher und gilt für jedes Kind gleichermaßen: Das Schlafbedürfnis nimmt im Kindesalter besonders drastisch ab. So brauchen Zwei- bis Dreijährige im Durchschnitt noch zwölf Stunden, Zehnjährige nur etwa zehn Stunden Schlaf.

Das ist hauptsächlich auf eine Verringerung des Tagesschlafs zurückzuführen. So schlafen Kinder, die etwa ein halbes bis ein Jahr alt sind, oft noch dreimal tagsüber. Zweijährige machen dagegen meist nur noch einen Mittagsschlaf, der oft schon am Ende des dritten Lebensjahres ebenfalls eingestellt wird.

Eltern sollten diese Entwicklung berücksichtigen, besonders, wenn sich das Kind dem Zubettgehen widersetzt, wenn es Schwierigkeiten mit dem Einschlafen hat, nachts häufig aufwacht oder aber morgens zu sehr früher Stunde erwacht. Möglicherweise wird das Kind einfach zu früh ins Bett geschickt, woraus sich dann Folgeprobleme entwickeln können. Die Schlafenszeit war vor einem halben Jahr noch in Ordnung – aber heute benötigt das Kind einfach weniger Schlaf, und die Zubettgehzeit muss dem angepasst werden.

Für Eltern stellt sich deshalb immer wieder die Frage, ob sie das Kind seinem Alter und individuellem Schlafbedürfnis entsprechend zur richtigen Zeit ins Bett schicken. Eltern können das Schlafbedürfnis ihrer Kinder recht zuverlässig herausfinden, wenn sie über einen längeren Zeitraum (mindestens eine Woche, besser zwei) notieren, wann ihr Kind wirklich schläft (siehe Seite 45 f.). Da es im Schlafbedürfnis sehr große Unterschiede gibt, lassen sich keine verbindlichen Richtlinien dafür aufstellen, wann Eltern ein dreijähriges oder ein sechsjähriges Kind zu Bett schicken sollten. Deshalb kann nur ein individuelles Schlafprotokoll hierüber Aufschluss geben.

Grundsätzlich gilt aber, dass die Zubettgehzeit über einen gewissen Zeitraum hinweg in etwa gleich bleiben sollte. Es ist für die Gewohnheitsbildung, die beim Schlaf eine große Rolle spielt, ungünstig, wenn das Kind an einem Abend schon um 18 Uhr ins Bett geschickt wird, am nächsten aber erst um 21 Uhr, dann wieder zur alten Zeit und so fort. Natürlich gibt es immer Ausnahmen, beispielsweise wenn die Familie am Wochenende einen längeren Besuch macht und daher erst spät nach Hause kommt. Diese Ausnahmen, sofern sie wirklich Ausnahmen sind, stören die Gewohnheitsbildung nicht sehr. Das Kind passt sich in ein oder zwei Tagen wieder an seinen alten Rhythmus an.

Medien

Mediennutzung nimmt schon bei kleinen Kindern immer mehr zu. Das hat durchaus negative Auswirkungen auf den Schlaf. Zwar ist der Einstieg in die Welt der Medien unumgänglich, er erfolgt aber viel zu früh und zu stark.

Ein Fernseher oder Computer im Kinderzimmer führt zwangsläufig zu längeren Medienzeiten. Diese aber begünstigen das Auftreten von Schlafproblemen. Die Faustregel ist einfach: Je länger Medien, etwa der Fernseher, genutzt werden, umso größer sind die Schlafprobleme. Das betrifft sowohl das Ein- als auch das Durchschlafen. Auch die Erholungsfunktion des Schlafs sinkt mit zunehmendem Medienkonsum. Kinder mit zu großem Medienkonsum sind deshalb am Tage müde und unkonzentriert.

Aber nicht nur der Schlaf wird durch zu starken Medienkonsum gestört, es kann auch zu Folgeproblemen kommen, etwa zu Haltungsschäden, Übergewicht, Schwierigkeiten in der Schule und anderem. Besonders negativ scheinen dabei Computerspiele zu Buche zu schlagen.

Welcher Medienkonsum ist akzeptabel?

Die Bundeszentrale für gesundheitliche Aufklärung empfiehlt, dass Kinder unter drei Jahren grundsätzlich gar nicht fernsehen sollten. Kinder von drei bis fünf Jahren sollten nicht mehr als 30 Minuten täglich fernsehen oder am Computer tätig sein, Grundschulkinder nicht länger als 60 Minuten. Die Medien sollten nicht im Kinderzimmer stehen – sonst lassen sich Nutzungszeiten nicht durchsetzen.

Sehr wichtig für den Ausgleich der negativen Seiten des Medienkonsums ist es, mindestens genauso lange körperliche Aktivitäten durchzuführen, also Bewegung und Sport.

Träume, Schäume …

Beim Namen »Laramie« denkt man unwillkürlich an rauchende Colts, an Western, die Träume der Erwachsenen – oder sollte man sagen: der Kinder jeden Lebensalters? Aber nicht nur Hollywood beschäftigte sich in dieser Stadt mit den Träumen der Menschen, auch ein Schlafforscher lebte und arbeitete dort. In den 1960er-und 1970er-Jahren fand im Schlaflabor der dortigen Universität die bis heute größte Studie über die Träume von Kindern statt, (FOULKES 1982). Fünf Jahre lang wurden in regelmäßigen Abständen zwei Altersgruppen von Kindern beherbergt, nachts aufgeweckt und über ihre Träume befragt. Am Ende standen Berichte über die Träume von Kindern des 3. bis 15. Lebensjahres zur Verfügung. Da über die gesamte Zeit immer dieselben Kinder an diesen Untersuchungen teilnahmen, kann als sicher gelten, dass es sich um tatsächliche Veränderungen, um eine echte Entwicklung der Träume von Kindern handelt, die dort festgestellt wurde.

Zwei allgemeine Ergebnisse: Die Träume von Kindern sind keineswegs fantasievoller als die von Erwachsenen, im Gegenteil: Kinderträume entwickeln sich recht stetig von einem sehr einfachen Niveau bis hin zu der differenzierten Traumwelt, die wir als Erwachsene kennen. Träume von Kindern sind aber auch nicht generell stärker von Ängsten bestimmt als die von Erwachsenen, wie manchmal behauptet wird.

3–5 Jahre ► In den Träumen der Jüngsten, der Altersgruppe von drei bis fünf Jahren, kommen vor allem einfache Bedürfnisse und Freuden wie Essen oder Schlafen vor. Die Träume scheinen wenig bewegt, sondern sehr statisch, also eher Bilder denn Filmszenen, auch sind sie wenig gefühlsbeladen. Tiere erscheinen in den Träumen dieser Altersgruppe sehr häufig, weniger dagegen Menschen, selbst Familienmitglieder treten nur in etwa einem Sechstel der Träume auf.

5–7 Jahre ► Die Träume der Fünf- bis Siebenjährigen entwickeln sich bereits zu Geschichten. Im Traum erscheint mehr und mehr eine Miniwelt, die der realen Welt ähnelt. Die Träume dieser Altersgruppe zeigen erstmals auch ein echtes Interesse an der Welt außerhalb des eigenen Selbst. Die Familie kommt nun häufiger vor, auch die Beschäftigung mit bekannten Kindern beginnt: Jungen träumen von Jungen, Mädchen von Mädchen. Tiere kommen immer noch in einem Drittel der Träume vor. Die Kinder beginnen, an ihren Träumen teilzuhaben, nicht nur wie von außen Bilder anzuschauen, aber dies ist ein langsamer Prozess. Im Traum finden sich noch immer wenig Gefühle oder Gedanken. Aktivitäten im Traum erfolgen nun im Vergleich zu den jüngeren Kindern weit mehr aus sozialen Motiven, nicht nur aus Hunger. Schlechter Schlaf und schlimme Träume hängen zusammen. Anscheinend verursacht dabei eher der schlechte Schlaf schlechte Träume als umgekehrt. Die Träume von Jungen sind in dieser Altersgruppe unangenehmer als die von Mädchen.

7–9 Jahre ► Im Alter von sieben bis neun Jahren nehmen die Traumberichte insgesamt sehr zu (natürlich wird das auch darauf zurückzuführen sein, dass die Kinder sich nun besser ausdrücken können und so eher in der Lage sind, über ihre Träume zu berichten). In dieser Altersstufe ist erstmals ein klares Ich vorhanden, mit dem sich das Kind identifiziert und das im Traum handelnd auftritt. Zum ersten Mal erscheinen Träume mit Gefühlen verbunden (meist mit erfreulichen). Insgesamt werden die Traumberichte länger und der Träumer nimmt mehr Anteil am Traum. Tiere treten seltener auf, menschliche Fremde werden sorgfältiger ausgearbeitet; bei der Familie oder anderen Bekannten gibt es keine Veränderungen. Über die *Schule* wird erstaunlicherweise wenig geträumt, auch in späteren Jahren. Angst im Traum hat etwas zugenommen, sie kommt nun in etwa jedem zehnten Traum vor. Kinder mit vielen Berichten über Angst im Traum wirkten insgesamt angespannt, sodass eine gewisse Übereinstimmung zwischen Tages- und Nachtbefindlichkeit zu vermuten ist. Kinder mit Angstberichten zeigten auch, wie in den anderen Altersgruppen, vermehrt Schlafstörungen. Erstmals kommt in dieser Altersgruppe auch Ärger und Wut vor, allerdings selten. Vier von zehn Träumen handeln von Kontaktaufnahmen mit anderen Menschen. Streitigkeiten gibt es dabei nur in etwa einem von vier Träumen, meist werden sie von anderen angezettelt. Insgesamt sind sich die Träume von Jungen und Mädchen in dieser Altersgruppe eher ähnlich.

9–11 Jahre ▸ Bei den Neun- bis Elfjährigen nimmt die Zahl der Träume – wenigstens der berichteten Träume – nochmals stark zu und entspricht fast der von Erwachsenen. Nun wird immerhin ein wenig mehr von der Schule geträumt. In jedem vierten Traum kommen Familienmitglieder vor, und zwar eher gleichgeschlechtliche. Fremde dagegen sind eher Männer, sowohl bei Jungen als auch bei Mädchen, wie schon in den Jahren zuvor. Tiere werden von Mädchen häufiger erwähnt als von Jungen. Mädchen träumen mehr von anderen, ihnen bekannten Mädchen, Jungen mehr von Aktivität und Bewegung. Insgesamt sind die Geschlechtsunterschiede in den Träumen aber nach wie vor gering.

11–13 Jahre ▸ Die Trauminhalte der Elf- bis Dreizehnjährigen lassen sich mit denen der vorherigen Altersgruppe vergleichen. Insgesamt kommt aber die Familie, speziell die Mutter, weniger häufig im Traum vor, stattdessen mehr Gleichaltrige, vor allem persönlich bekannte Mädchen in Mädchenträumen. Die Kinder träumen jetzt auch weniger vom eigenen als vielmehr vom Zuhause anderer Kinder. Eigene Aktivitäten im Traum nehmen weiter zu. Die Träume werden auch erfreulicher, sowohl für

Jungen als auch für Mädchen. In allen Altersstufen waren übrigens die Mädchenträume überwiegend erfreulich, erfreulicher als die üblichen Jungenträume, obwohl Jungen nie glücklicher träumten als im Alter von elf bis dreizehn. Die Traumlänge entspricht jetzt der von Erwachsenen. Sprache und geistige Aktivität haben eine deutlich ausgeprägtere Stellung im Traum als früher. Gefühle kommen in etwa jedem fünften Traum vor. Insgesamt ist Glück im Traum doppelt so häufig wie Furcht (vor allem bei Mädchen ist Glück häufiger). Freundliches menschliches Miteinander taucht doppelt so häufig wie feindseliges auf. Vom Träumer selbst gehen sogar viermal so viele freundliche soziale Kontakte wie unfreundliche aus. Geschlechtsunterschiede, die bisher nur tendenziell oder gar nicht vorhanden waren, verstärken sich in dieser Altersgruppe deutlich. Jungen träumen mehr von anderen Jungen und Männern, Mädchen mehr von Mädchen und Frauen. Außerdem: Jungen werden im Traum häufiger von anderen Menschen angegriffen, mit entsprechend schlechterem Traumergebnis (Furcht, Unglück). Träume spiegeln jetzt deutlich die Geschlechtsrollenentwicklung wider.

13–15 Jahre ▸ Bei den 13- bis 15-Jährigen treten im Vergleich zur vorherigen Altersgruppe häufiger verschlüsselt erscheinende, symbolische Träume auf. Positives soziales Verhalten der Träumenden nimmt ab, negative Gefühle bei anderen Traumfiguren nehmen zu. Klare sexuelle Vorstellungen bleiben sehr selten beziehungsweise werden sehr selten berichtet (etwa in einem von fünfzig Träumen). Die Träume der Heranwachsenden handeln weniger von den bekannten Situationen ihres wachen Lebens, sondern von unklaren, nicht genau benennbaren Umgebungen oder spielen auf öffentlichen Straßen und Plätzen. Dabei träumen Mädchen immer noch öfter vom Zuhause als Jungen, und zwar sowohl vom eigenen Zuhause als auch von einem fremden Heim. Jungen haben bedeutend weniger angenehme Träume. Überhaupt lässt sich sagen, dass ab diesem Alter die Jungenträume weniger angenehm und die Mädchenträume angenehmer werden (auch mit den Stimmungen im Wachen ist es ähnlich). Aber das sind nur Durchschnittsunterschiede, insgesamt war auch der typische Jungentraum nicht unangenehm, eher neutral oder gemischt.

Das also sind Ergebnisse einer sehr ausführlichen und gut durchgeführten wissenschaftlichen Studie (FOULKES 1982). Natürlich ist zu bedenken: Diese Erhebungen fanden nicht in unserer Kultur statt, sondern in einer Kleinstadt in Wyoming, die zwar eine Universität besitzt, dem Autor dieser Studie zufolge ansonsten aber so abgelegen und isoliert ist, dass zum Zeitpunkt der Studie dort noch nicht einmal ein McDonald's-Restaurant existierte. Dennoch wird man davon ausgehen können, dass die Entwicklung des Traums beim Kind wenigstens in den Grundzügen so auch bei uns und in anderen Kulturen abläuft:

Am Anfang stehen Bilder über Themen grundlegender Bedürfnisse wie Hunger, dann bildet sich mehr und mehr, begleitend zur geistigen Entwicklung, ein differenziertes Traumleben aus, das sich zunehmend auf soziale und geistige statt auf körperliche und rein materielle Vorgänge bezieht, im Ganzen eher freundlich als unfreundlich, immer ein Spiegelbild des aktuellen Entwicklungsstands des Kindes.

Diese Entwicklung ist gut vereinbar mit der derzeit plausibelsten Traumtheorie. Danach haben Träume eine biologische Grundlage, nämlich Serien von elektrischen Hirnwellen, die von tieferen Hirnstrukturen in einem bestimmten Schlafstadium automatisch nach »oben«, in die Regionen unserer Wahrnehmungsstrukturen, in die Gefühlsstrukturen, das Gedächtnis und die Regionen des bewussten Denkens gefeuert werden und diese sozusagen abtasten und anregen. Was dabei entsteht, sind Bilder, emotional gefärbte, eindrucksvolle Bilder ohne direkte Verbindung. Die auch im Schlaf nie völlig zur Ruhe kommende intellektuelle Tätigkeit des Menschen versucht, diese Bilder zu ergänzen zu Szenen, Handlungen. Sie versucht, einen Sinn, einen mehr oder weniger logischen Ablauf, einen roten Faden in sie hineinzubekommen. Dabei greift sie zum Ausmalen der Bilder und zu ihrer Verknüpfung durch geeignete Zwischenbilder auch auf Gedankenreste vom Tage, auf Erinnerungsfetzen aus dem Gedächtnis und Ähnliches zurück. Und so entsteht unser Traum. Bei Kindern, mit ihrem zunächst noch wenig ausgeprägten Intellekt, muss sich das erst entwickeln. Wahrscheinlich erleben sie die den Träumen zugrunde liegenden Bilder noch unverbunden, unverfälscht durch die »Traumarbeit« unserer höheren Hirnstrukturen.

Schlafschaukeln

Was für ein Lärm kommt aus dem Kinderzimmer? Die Eltern stürzen ans Bett ... Was sie da hören und sehen: Ist das ein Problem oder nicht? Das Bett jedenfalls schwankt.

Beim Schlafschaukeln (lat. Jaktation) wird entweder der Kopf kräftig hin und her geworfen (auch Kopfschlagen an die Wand kommt vor). Oder das Kind schaukelt mit dem ganzen Körper, im Sitzen oder auf dem Rücken liegend, mit angezogenen Knien. Das Schaukeln ist stark rhythmisch, wobei manchmal der Atemrhythmus als Zeitgeber dient. Es kann bis in den ersten Schlaf hinein fortgesetzt werden.

Und das verweist schon darauf: Schlafschaukeln ist fast immer eine Einschlafmethode des Kindes beziehungsweise eine Methode zur eigenen Beruhigung. Das Kind sucht gleichmäßige rhythmische Stimulation herzustellen, wie sie für das Einschlafen hilfreich ist. Den Säugling auf dem Arm in den Schlaf zu wiegen ist eine Einschlafmethode der Eltern. Vielleicht erinnert sich das solchen Einschlafhilfen erst wenig entwachsene Kind daran und versucht nun Ähnliches selbst. Denn Schlafschaukeln kommt vor allem bei jüngeren Kindern vor, später verliert es sich wieder. Etwa jedes 20. Kind zeigt es irgendwann in stärkerer oder schwächerer Form.

Meist ist es unauffällig, aber die Schaukelbewegungen können auch so heftig sein, dass Bett und Wände beschädigt werden oder das Bett zu wandern beginnt. Bei schweren Fällen von Kopfschlagen sind Verletzungen möglich. In der Regel ist das Schaukeln aber harmlos, wenn die Eltern sicherstellen, dass das Kind sich nicht wehtun kann.

Das Kind kann sich während des Schaukelns ganz von der Umwelt abkapseln und tranceartig in die Bewegung hineinsteigern. Durch Rütteln oder lautes Ansprechen ist eine Unterbrechung des Schaukelns möglich. Manchmal erinnert sich das Kind nachher nicht mehr an das Schaukeln. Durch die heftigen Bewegungen und die dabei oftmals auftretenden lauten Geräusche wachen die Kinder nicht auf. Schmerzen, welche die Kinder sich während des Kopfschlagens zufügen, scheinen sie nicht wahrzunehmen. Das Schaukeln erscheint insgesamt im Gegenteil sogar sehr lustbetont.

Schlafschaukeln ist also harmlos, oft sogar hilfreich – wenn die Kinder sich nicht dabei verletzen oder andere dadurch gestört werden. In solchen Fällen sollte man nach anderen Einschlafmethoden suchen. Vielleicht lässt sich das Gutenachtritual entsprechend umgestalten. Einen Versuch wert ist auch ein rhythmischer Lautgeber am Bett: Ein auf den Schaukelrhythmus eingestelltes Metronom soll das Schaukeln beenden. In einer Hängematte treten keine Jaktationen auf. Im Bett gibt es dann aber wieder Rückfälle.

Albtraum und Nachtschreck

Die Schlafzimmertür knarrt. »Müsste mal wieder geölt werden«, denkt Jan Kruse. Da hört er auch schon Niklas neben dem Kopfkissen atmen: »Papa, ich hab so schlimme Träume …« – »Ich leider gar keine«, denkt der Vater und wendet sich seinem Sohn zu …

Wenn Träume wenigstens bis zu einem gewissen Grad die Tagesrealität und die Beschäftigung des Kindes damit widerspiegeln, dann wird dies auch bei Albträumen so sein. Dennoch wäre es völlig falsch, sich bei gelegentlichen Albträumen seines Kindes Sorgen zu machen. Etwa ein Viertel aller Kinder berichtet über solche, um das fünfte Lebensjahr herum am häufigsten. Albträume treten damit bei Kindern häufiger als bei Erwachsenen auf, wohl ein Beleg für die größere Unsicherheit, in der Kinder leben: Für sie bedeutet vieles noch Neuland, was für Erwachsene Gewohnheit ist. Die oft mit Ängsten verbundene Selbstständigkeitsentwicklung des Kindes wird sich ebenfalls in Albträumen äußern, auch wenn der Traum alles in allem bei Kindern nicht schlechter ist als bei Erwachsenen.

Treten Albträume fast jede Nacht auf, dann allerdings sollten die Eltern überlegen, ob sie nicht durch reale äußere Belastungen (mit) verursacht sein könnten.

Schon das Sprechen mit dem Kind über die Albträume und über mögliche Probleme oder Ängste am Tage kann eine Hilfe sein. Aber nachts sollte das nicht geschehen, hier ist es besser, das Kind zu beruhigen und zu trösten. Das kann durchaus auch im Sinne einer Ablenkung des Kindes vom Traum geschehen. Am nächsten Morgen, ausgeruht und etwas mehr »Herr der Situation«, ist immer noch Zeit, die Ursachen häufiger Albträume zu erkunden und darauf einzugehen.

Wenn Albträume durch Ängste begünstigt werden, wird alles helfen, was das Selbstvertrauen des Kindes stärkt. Auch Entspannungsübungen helfen. Selbst »Monsteraustreibungen« am Tage durch Vorstellung der typischen Albtraumsituation sind möglich: Zusammen mit einem starken Erwachsenen stellt sich das Kind tagsüber dem Monster, das ihm so häufig im Traum begegnet, brüllt es an, sagt ihm, es solle verschwinden. Auch kleine magische Hilfen wie Kraftketten oder Amulette können ihre Wirkung tun. (Kinder sind abergläubisch, warum soll man das nicht zu ihren Gunsten nutzen?)

Generell sollte man Albträume des Kindes aber nicht zu schwer nehmen. Jedes Kind muss im Laufe seiner Entwicklung Erfahrungen mit neuen, belastenden, zunächst vielleicht überwältigend erscheinenden Situationen machen, die sich zunächst auch in schlechten Träumen äußern mögen, für seine Entwicklung aber unabdingbar sind. Das Kind davor bewahren zu wollen, kann falsch sein. Ein wenig Trost aber und die Vermittlung eines Gefühls von Angenommensein und Geborgenheit sind immer richtig.

Zwar seltener als Albträume, aber dennoch nicht ungewöhnlich ist der sogenannte Nachtschreck (Pavor nocturnus lautet der Fachbegriff dafür). Etwa jedes zwanzigste Kind ist irgendwann einmal davon betroffen, meist um das Einschulalter herum. Nach den Grundschuljahren verschwindet er meist.

Der Nachtschreck entsteht manchmal, wahrscheinlich nur bei dafür veranlagten Kindern, beim »Auftauchen« aus dem Tiefschlaf in den leichten Schlaf, vor allem während der beiden ersten Stunden nach dem Einschlafen. Das Kind wacht dann sehr abrupt auf, was die Eltern meist sofort an einem durchdringenden Schrei erkennen.

Das Kind scheint völlig »daneben«, es wirkt sehr verängstigt und verwirrt, ohne seine Umgebung richtig wahrzunehmen. Auch die Eltern werden oft nicht erkannt und können das Kind kaum beruhigen. An Träume erinnert sich das Kind meist nicht, höchstens manchmal an relativ statische Traumbilder. Nach etwa zehn schlimmen Minuten normalisiert sich das Kind wieder, kann weiterschlafen – und erinnert sich am nächsten Morgen an das nächtliche Drama gar nicht mehr.

Im Unterschied zum Albtraum erscheint das Kind also regelrecht aufgelöst, es nimmt die Umgebung kaum wahr, es kann sich nicht klar an einen Traum erinnern und hat die ganze Episode am nächsten Morgen meist völlig vergessen. Die Eltern sollten versuchen, das Kind zu beruhigen – allerdings können sie ihm kaum helfen.

Sie müssen aber auch nicht besorgt sein. Während bei Albträumen nicht selten eine Beziehung zum wachen Leben des Kindes, zu Tagesängsten, Sorgen, Belastungen deutlich ist, gibt es beim Nachtschreck keine solche Verbindung. Vermutlich handelt es sich dabei um eine vorübergehende, entwicklungsbedingte Störung der Zusammenarbeit verschiedener mit der Schlaf- und Wachsteuerung beschäftigter Strukturen des Gehirns. Nachtschreck-Episoden wirken zwar sehr dramatisch, sie sind aber nicht gefährlich und auch keineswegs Anzeichen einer irgendwie gearteten tieferen Störung des Kindes.

Gegenüberstellung Albtraum und Nachtschreck

	Nachtschreck	Albtraum
Verhalten	Erwachen oft mit durchdringendem Schrei, starke Aktivität (aufsetzen, herumfuchteln, manchmal auch schlafwandeln), reden sehr häufig	weniger Bewegung, kein Schlafwandeln, Muskeltonus herabgesetzt, reden möglich
Physiologie	Puls und Atmung sehr beschleunigt, elektrischer Hautwiderstand deutlich verringert	ebenfalls physiologische Veränderungen, aber geringer
EEG	Beginn des Nachtschrecks im Tiefschlaf, meist während der ersten Tiefschlafperiode	Auftreten während des Traumschlafs, Zeitpunkt während der Nacht unbestimmt, eher aber gegen Ende der Nacht
Trauminhalt	einzelne Szenen oder Gedanken, Erinnerung aber nur fragmentarisch	ausführlicher, lebhaft vorgestellter längerer Traum mit beunruhigendem Inhalt, Erinnerung fast immer klar
Bewusstsein	starke Verwirrung, kaum ansprechbar, nicht zu beruhigen, am Morgen keine Erinnerung mehr vorhanden	sehr schnell hellwach, nach beruhigbar, Erwachen kein Erinnerungsverlust

Der Vater ist nachts unterwegs zur Toilette. Da bemerkt er erstaunt noch einen anderen »Nachtschwärmer«: Selina geistert wie ein Gespenst durch das Wohnzimmer. »Selina, was ist?« – Keine Antwort. Die Schritte sind zaghaft und unsicher. Der Vater nimmt seine Tochter leicht am Arm und führt sie in ihr Zimmer zurück. Er hilft ihr ins Bett. »Gute Nacht!« – Undeutliches Murmeln. Kopfschüttelnd schließt Jan Kruse die Tür.

Beim Schlafwandeln (lat. Somnambulismus) verlässt das Kind wie in einer Art Trancezustand das Bett und geht umher. Die Augen sind beim Wandeln offen, wirken aber glasig, die Bewegungen sind schwerfällig. Wird das Kind angesprochen, kann es manchmal antworten, aber recht knapp und wenig verständlich. Es kann Türen öffnen, sich anziehen, essen – aber alles wirkt wenig bewusst, sondern automatenhaft. Die Wanderung kann auch außerhalb des Bettes enden, dann ist der erwachende Schlafwandler einige Zeit etwas verwirrt und desorientiert. Er kann sich auch außerhalb des Bettes zur Ruhe legen und weiterschlafen. Oder er findet ins Bett zurück und weiß am nächsten Tag von gar nichts.

Es gibt auch ein »unvollständiges Schlafwandeln«, bei dem sich das Kind nur im Bett aufsetzt, aber nicht aufsteht. Es kann dabei stereotyp an der Bettdecke zupfen. Nach kurzer Zeit legt es sich wieder hin und schläft weiter.

Das Wandeln tritt fast immer aus dem Tiefschlaf heraus auf. Eine Beziehung zum Traumschlaf gibt es nicht, es werden also auch keine Träume ausgelebt, wie man früher glaubte.

Leider ist auch die Legende von der »schlafwandlerischen Sicherheit« falsch: Der Schlafwandler sieht nicht besonders gut und seine Reaktionen sind verlangsamt, es besteht also durchaus erhöhte Unfallgefahr.

Gar nicht wenige Kinder wandeln gelegentlich (etwa 2–3 Prozent), vor allem Schulkinder; nach der Pubertät kommt es kaum mehr vor.

Schlafwandeln ist – bis auf die Verletzungsgefahr – harmlos. Es hat auch keine bekannte Beziehung zu gegenwärtigen oder zukünftigen psychischen Problemen (außer vielleicht ein wenig zu Stress). Am besten, man beachtet es möglichst wenig – sorgt aber dafür, dass sich das Kind nachts nicht verletzen kann, vor allem in neuen, noch wenig bekannten Umgebungen, beispielsweise in der Ferienwohnung. Die Balkontür sollte nachts besser geschlossen sein.

Sprechen im Schlaf

Zwei Uhr nachts: Die Standuhr schlägt. Jan Kruse öffnet die Kinderzimmertür einen Spalt und streckt den Kopf hinein. Murmel, murmel, aber die Kinder schlafen anscheinend. Er lauscht, ob denn etwas zu verstehen ist – aber bald gibt er auf und schlurft weiter zum Kühlschrank.

Während des Nachtwandelns, im Zusammenhang mit Albträumen oder Nachtschreck können Kinder (und Erwachsene) im Schlaf sprechen – aber das kann auch ganz spontan vorkommen, meist aus dem Tiefschlaf heraus. Fast immer wird sehr undeutlich und kurz angebunden gesprochen, oft ist es akustisch schwer zu verstehen und vom Zusammenhang her nicht recht einzuordnen. Geheimnisse werden dabei nicht offenbart, es sind fast immer banale Wörter oder Sätze ohne viel Sinn. Etwa 10–16 Prozent aller Kinder sprechen ab und zu im Schlaf, bei den Erwachsenen sind es nur noch halb so viele.

Sprechen im Schlaf ist völlig harmlos, es hat auch keine Beziehung zu psychischen Problemen. Sie müssen nichts dagegen tun.

Nächtliches Zähneknirschen

»Knirschst du im Schlaf?«, fragt der Zahnarzt Niklas. »Hä?«, der Junge verzieht das Gesicht. Jan Kruse räuspert sich: »Also, wenn ich da nachts manchmal an seiner Tür vorbeikomme …«

Ein Zehntel bis ein Fünftel aller Kinder knirscht irgendwann einmal im Schlaf. Nach den Grundschuljahren nimmt das an Häufigkeit ab. Bei manchen Kindern besteht eine Beziehung zu Stress, auch nur bei manchen ist eine ungünstige Zahnstellung zumindest mitverantwortlich.

An und für sich harmlos, kann es bei starken Knirschern, die Mediziner sprechen von Bruxismus, zu organischen Folgeschäden wie abnorme Zahnabnutzung, Wurzelhaut- und Kieferschäden, Entzündung und Zurückbildung des Zahnfleisches und einer Überentwicklung der entsprechenden Muskulatur kommen. Auch verschiedene Gesichtsschmerzen, Muskel- und Zahnempfindlichkeit sowie Kopfschmerzen können auf das Knirschen zurückzuführen sein. Dann wird es vielleicht nötig sein, etwas dagegen zu tun.

Gerade gegen die organischen Folgeprobleme hilft am besten eine Knirscher- oder Aufbissschiene, die nachts getragen wird. Falls eine Beziehung zu Stress besteht, wird man daran ansetzen können. Auch der starke innere Vorsatz im Bett vor dem Einschlafen »Nachts nicht knirschen!« kann helfen.

Nach dem Wecken wendet sich Niklas verlegen an seine Mutter: »Mama, heut Nacht hat es geregnet.« – »Nanu«, Jan Kruse kramt nach Bürounterlagen, »ich hab gar nichts gemerkt ...« Ein strafender Blick seiner Frau, er räuspert sich und kramt weiter.

Das nächtliche Einnässen gehört zu den häufigsten Problemen bei Kindern, noch 10 Prozent der Siebenjährigen und 1–2 Prozent der Jugendlichen sind davon betroffen, Jungen häufiger als Mädchen. Von Bettnässen als Störung spricht man aber erst, wenn das Kind mindestens fünf Jahre alt ist. Das verwundert viele Eltern, da sie meist erwarten, dass ihr Kind irgendwann zwischen dem zweiten und dritten Lebensjahr, spätestens aber wenn es in den Kindergarten kommt, trocken sein sollte. Leider ist diese Meinung immer noch weit verbreitet, bei Eltern, Verwandten, selbst bei den Erzieherinnen im Kindergarten. Tatsächlich sind auch etwa drei von vier Kindern im Alter von vier Jahren schon trocken, ein Viertel der Kinder aber eben noch nicht. Nässen mit vier Jahren noch so viele Kinder ein, kann es sich nicht um eine Störung handeln, dann ist einfach der natürliche Reifungsvorgang noch nicht abgeschlossen.

Denn die nächtliche Kontrolle über die Blase muss erst ausreifen. Dieser Vorgang dauert von Kind zu Kind sehr unterschiedlich lang. Lassen Sie sich also nicht aus der Ruhe bringen, wenn Ihr Kind mit vier oder fünf Jahren noch nachts einnässt. In dieser Zeit kann man durchaus noch auf ein spontanes Trockenwerden warten, denn man sieht an den eingangs genannten Prozentzahlen, dass das Bettnässen eine Tendenz hat, von selbst zu verschwinden. Ältere Kinder, beispielsweise Schulkinder, die schon auf Klassenfahrten oder ins Zeltlager gehen oder bei

Freunden übernachten möchten, brauchen dagegen direkte Hilfe und wollen das in der Regel auch.

Auch zu den Ursachen des Bettnässens gibt es bei Eltern, Erzieherinnen, Lehrern und Lehrerinnen, aber leider auch bei Ärzten und Therapeuten immer noch falsche Informationen. So wird oft behauptet, dass es zum Bettnässen kommt, weil die Eltern das Kind nicht richtig zum Sauberwerden erzogen haben. Viele Untersuchungen konnten dagegen zeigen, dass Art und Zeitpunkt der Sauberkeitserziehung keinerlei Einfluss auf das Trockenwerden in der Nacht haben.

Ein weiteres Vorurteil besagt, dass das nächtliche Einnässen seelisch bedingt sei. Gerade von Ärzten und Therapeuten hört man immer wieder den Satz: »Die Blase weint.« Auch das konnte die Wissenschaft so nicht bestätigen. Kinder, die noch nie länger als ein halbes Jahr trocken waren, zeigen nicht mehr psychische Probleme als Kinder, die nachts schon trocken sind. Eine Ausnahme sind Kinder, die schon über ein halbes Jahr nachts trocken waren und dann plötzlich wieder einnässen. Bei ihnen findet man öfter eine psychische Belastungssituation, zum Beispiel den Verlust einer geliebten Person, einen Umzug, die Einschulung oder den Eintritt in den Kindergarten, die Trennung oder Scheidung der Eltern.

War Ihr Kind also schon längere Zeit trocken und nässt jetzt wieder ein, kann es sinnvoll sein, zu überlegen, ob eine solche Belastungssituation besteht. Genauso gut ist es aber auch möglich, dass das Kind einen Blaseninfekt hat und deshalb nachts wieder einnässt. Im Falle eines Einnässens nach längerem Trockensein ist es deshalb wichtig, zum Arzt zu gehen, um diese Möglichkeit auszuschließen beziehungsweise gegebenenfalls die Blasenentzündung zu behandeln.

Nun aber zu den tatsächlichen Ursachen: Beim Bettnässen handelt es sich um eine genetisch bedingte Reifungsstörung des zentralen Nervensystems. Wissenschaftler haben sogar schon die Gen-Orte des Bettnässens identifiziert. Das erklärt auch, warum 60–80 Prozent der bettnässenden Kinder weitere Verwandte haben, die dieses Problem in ihrer Kindheit hatten. Die Anlage für Bettnässen wird also vererbt. War das Kind schon längere Zeit trocken und nässt jetzt wieder ein, kann eine psychische Belastungssituation dazu geführt haben, dass diese Veranlagung wieder aktiviert wurde und es dadurch zu einem Rückfall gekommen ist.

Um zu erklären, wie diese Reifungsverzögerung genau aussieht, schauen wir uns zunächst die typischen Anzeichen des Bettnässens an.

Eltern von einnässenden Kindern berichten oft, dass die Kinder sehr tief schlafen und sehr schwer weckbar sind. Die meisten dieser Kinder nässen große Mengen Urin ein. Eltern sagen dann: Das Bett schwimmt. Ansonsten zeigt das Kind weder tagsüber noch nachts irgendwelche Blasenfunktionsstörungen, das Kind geht weder zu viel noch zu wenig auf die Toilette, schiebt den Toilettengang nicht hinaus, hat keinen extremen Harndrang und kann die Blase ohne Unterbrechung entleeren. Kurz gesagt, es liegt keine Erkrankung oder Störung der Blase vor.

Wie wirkt sich nun die Reifungsverzögerung des zentralen Nervensystems aus?

Viele einnässende Kinder produzieren nachts mehr Urin als »trockene« Gleichaltrige. Für diese vermehrte Urinbildung ist die tageszeitliche Verschiebung der Bildung eines bestimmten Hormons verantwortlich, es ist das antidiuretische Hormon (kurz: ADH). Dieses Hormon hat die Aufgabe, den Wasserhaushalt im Körper zu kontrollieren, indem es die Nieren beeinflusst, wie viel

Wasser ausgeschieden oder zurückbehalten wird. Bei nicht bettnässenden Kindern (und Erwachsenen) wird nachts mehr ADH abgegeben als am Tag, wodurch nachts weniger Urin gebildet wird und die Blase somit nicht zu voll wird. Das hat zur Folge, dass man nachts weniger oder gar nicht zur Toilette muss. Bei vielen der bettnässenden Kinder ist der Tag-Nacht-Rhythmus dieser Hormonproduktion nicht – oder noch nicht – vollständig entwickelt, das heißt, die Kinder produzieren tagsüber gleich viel ADH wie nachts. Die Blase ist also nachts überfüllt.

Das allein reicht aber zur Erklärung des Bettnässens noch nicht aus, denn es gibt auch Kinder und Erwachsene, bei denen der Tag-Nacht-Rhythmus des ADH nicht gut entwickelt ist, die aber trotzdem nicht einnässen. Diese Erwachsenen wachen an der überfüllten Blase auf und gehen zur Toilette. An dieser Stelle kommt der von den Eltern oft beobachtete sehr tiefe Schlaf der Kinder zum Tragen. In Studien wurde festgestellt, dass die Beobachtung der Eltern richtig ist: Bettnässende Kinder werden auch von sehr lauten Geräuschen nur selten geweckt, während die nicht bettnässenden Gleichaltrigen meist aufwachen.

Eine weitere Ursache des nächtlichen Einnässens ist, dass der Blasenentleerungsreflex bei Bettnässern noch nicht ausreichend entwickelt ist. Normalerweise schafft es das Gehirn, die beginnende Entleerung der Blase zu unterdrücken und die Kinder durchschlafen zu lassen. Bei bettnässenden Kindern ist diese Funktion gestört.

Noch einmal zur Erinnerung: Die drei genannten Ursachen (zu starke Urinbildung, tiefer Schlaf und fehlende Unterdrückung der Blasenentleerung) sind genetisch bedingt. Das ist für Eltern und Kinder sehr wichtig zu wissen, denn häufig bestehen auf beiden Seiten Schuldgefühle wegen des Einnässens.

Was aber können Eltern nun tun, wenn das Kind auch nach dem fünften Lebensjahr noch nachts einnässt?

Oft haben Eltern und Kind schon einen längeren Leidensweg hinter sich und bereits einige unwirksame Methoden ausprobiert, die das Kind mehr quälten, als dass sie halfen. An erster Stelle ist hier die Einschränkung der Trinkmenge zu nennen. Viele Eltern, aber auch Ärzte und Therapeuten meinen, dass das Kind weniger einnässt, wenn es nachmittags und abends weniger oder gar nichts trinkt. Wie oben erwähnt, ist das nächtliche Einnässen aber nicht durch einen Flüssigkeitsüberschuss bedingt, eine Flüssigkeitseinschränkung ist daher sinnlos.

Nächtliches Wecken ist eine weitere beliebte Methode, das Einnässen zu verringern. Entweder wecken Eltern ihr Kind, kurz bevor sie selbst zu Bett gehen, oder sie stellen sich den Wecker und wecken das Kind alle zwei bis drei Stunden auf, damit es zur Toilette gehen kann. Diese Methode führt tatsächlich oft dazu, dass das Kind etwas seltener einnässt, sie schafft es aber nicht, dass das Kind langfristig trocken wird und bleibt. Im schlimmsten Fall bekommen Eltern und Kind durch den gestörten Schlafrhythmus erhebliche Schlafstörungen. Auch von dieser Methode sollte man also absehen.

Viele Eltern reagieren auch mit Strafen oder Belohnungen auf das Bettnässen. Strafen sind schon deshalb unwirksam, weil das Einnässen ja nicht bewusst eingesetzt wird, sondern unwillkürlich passiert. Auch Belohnungen für trockene Nächte können für das Kind sehr frustrierend sein, denn es kann das Einnässen nicht willentlich kontrollieren und sich somit auch die Belohnung nicht »erarbeiten«. Wenn überhaupt, sollte man nur die Mitarbeit des Kindes belohnen, zum Beispiel beim Führen eines Einnässkalenders (siehe unten), denn seine eigene Mitarbeit kann es selbst kontrollieren und sich so eine Belohnung erarbeiten.

Viel besser ist es, die ganze Situation für sich selbst und für das Kind zu entspannen. Versuchen Sie, Druck zu reduzieren. Alles, was der Entlastung der Familie dient, ist erlaubt. Klären Sie das Kind über die wahren Ursachen für das Bettnässen – wie oben beschrieben – auf und erzählen Sie ihm auch, falls Sie selbst, Ihr Partner oder andere Verwandte früher an Bettnässen gelitten haben. Das reduziert Schuld- und Versagensgefühle beim Kind und kann den Weg für eine Bewältigung des Problems ebnen. Benutzen Sie auch ruhig weiterhin eine Gummiunterlage fürs Bett oder eine Höschenwindel, wenn Sie das entlastet. Bedenken Sie auch, dass das Leben nicht nur aus diesem Problem besteht (auch wenn es den Alltag schwer belasten kann), und lassen Sie es nicht zu groß werden, indem Sie es ständig thematisieren. Loben Sie das Kind im Alltag öfter und verbringen Sie unbeschwerte Spielzeit mit ihm. So kann es trotz seines Problems ein positives Selbstwertgefühl entwickeln.

Sinnvoll ist es auch, das Kind vorsorglich beim Kinderarzt untersuchen zu lassen, um (allerdings sehr seltene) Fehlbildungen des Harntraktes auszuschließen, aber vor allem, um festzustellen, ob das Kind vielleicht an einem Harnwegsinfekt leidet. Im Gegensatz zu den meisten Erwachsenen bereiten Blasenentzündungen Kindern oft keinerlei Beschwerden (Brennen beim Wasserlassen, schmerzhafter Harndrang etwa) und werden deshalb oft nicht erkannt. Hier kann eine einfache, für das Kind nicht belastende Untersuchung des Urins Aufschluss geben. Vor allem, wenn das Kind schon über längere Zeit trocken war und plötzlich wieder einnässt, ohne dass besondere Belastungen erkennbar sind, ist eine Untersuchung auf einen Harnwegsinfekt notwendig.

ABBILDUNG **Einnässkalender**

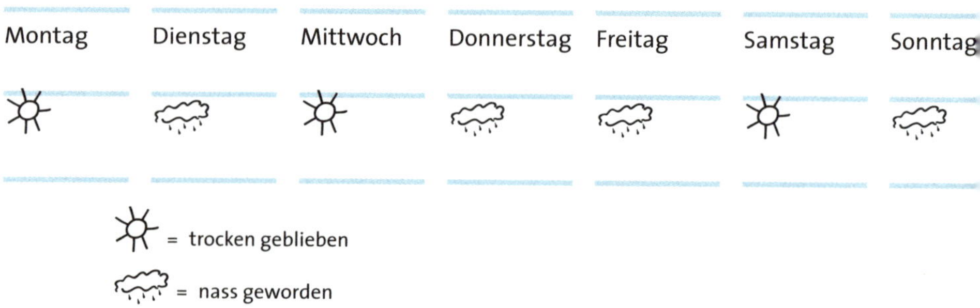

In der Praxis hat es sich immer wieder bewährt, wenn die Kinder zwei bis vier Wochen lang einen Kalender führen, auf dem sie die trockenen und nassen Nächte eintragen, indem sie etwa eine Sonne oder eine Wolke in das entsprechende Tageskästchen zeichnen. Natürlich darf das Kind auch andere Symbole für trockene und nasse Nächte wählen. Bei 15–20 Prozent aller Kinder reicht diese Kalenderführung, verbunden mit der Aufklärung der Familie über die Verursachung des Bettnässens und der damit verbundenen Entlastung, bereits aus, um trocken zu werden. Falls Sie nach vier Wochen sehen, dass die trockenen Nächte deutlich häufiger werden, lassen Sie das Kind den Kalender noch eine Weile fortführen, bis es ganz oder fast ganz trocken ist. Falls der Kalender allein noch nicht ausreicht, können weitere Behandlungsmethoden zur Anwendung kommen.

So kann es bei älteren Kindern sinnvoll sein, die Selbstständigkeit des Kindes zu fördern. So ist oft zu beobachten, dass Eltern auch bei ihren acht- oder zehnjährigen Kindern noch die Bettwäsche wechseln und das Kind in der Nacht umziehen. In ihrer Sorge merken sie oft gar nicht, wie sie das Kind an dieser Stelle zum »Kleinkind« machen und damit seine normale Entwicklung behindern. Ältere Kinder sollten also lernen, wie sie die

Folgen des Bettnässens selbst bewältigen können, das heißt sich ohne Hilfe der Eltern umziehen, die Bettwäsche wechseln und die schmutzige Wäsche zur Waschmaschine bringen. So werden auch die Eltern entlastet und das Kind kann Reifungsschritte in Richtung Selbstständigkeit machen.

Reichen diese Maßnahmen nicht aus, kann auch ein sogenanntes Klingelgerät zum Einsatz kommen. Man bekommt es auf Rezept des Arztes und kann es dann in der Apotheke oder im Sanitätshaus bestellen. Studien belegen, dass etwa 70 Prozent der bettnässenden Kinder damit trocken werden, wenn die Behandlung korrekt ausgeführt wird. Das Prinzip des Klingelgerätes ist sehr einfach. Es besteht aus einem Feuchtigkeitsfühler, einem Kabel und einer Klingel. Der Feuchtigkeitsfühler wird in der Regel mit einem Gummiring in der Schlafanzughose oder Unterhose des Kindes angebracht (Klingelhose) oder er ist in einer Matte installiert (Klingelmatte), die man ins Bett legt. Wird der Feuchtigkeitsfühler nass, wird ein Stromkreis geschlossen und eine Batterie löst ein Klingelgeräusch aus. Die Klingel wird in Ohrnähe am Schlafanzug festgeklemmt. Beide Geräte sind in ihrer Wirkung vergleichbar, das Kind sollte selbst wählen. Jüngere Kinder bevorzugen meist die Klingelhose, ältere die Klingelmatte. Die Klingelmatte hat den Vorteil, dass das Klingeln meist lauter ist und die Kinder leichter geweckt werden. Die Klingelhose hat den Vorteil, dass der Urin nicht zuerst durch die Hose auf die Matte laufen muss, sondern schon kleine Mengen Urin den Alarm auslösen und das Kind sofort auf die Toilette gehen kann, ehe größere Mengen Urin ausgetreten sind.

Damit diese Maßnahme anschlägt, muss sie sehr konsequent ausgeführt werden, und es sollten auch einige Bedingungen erfüllt sein:

- Das Kind muss motiviert sein, trocken zu werden.
- Die Eltern sollten körperlich und psychisch in der Lage sein, die Behandlung zu begleiten, denn auch sie werden von der nächtlichen Klingel jedes Mal geweckt, was durchaus zu Schlafproblemen führen kann. Ist beispielsweise ein Säugling oder Kleinkind in der Familie, das nachts auch versorgt werden muss, oder stehen die Eltern gerade unter starker beruflicher Belastung, ist die Anwendung des Klingelgeräts nicht sinnvoll. Bedenken Sie, dass eine solche Behandlung bis zu 16 Wochen dauern kann.
- Das Kind muss immer vollständig wach sein und selbst zur Toilette gehen, sonst funktioniert die Methode nicht. Falls das Kind also sehr tief schläft, müssen die Eltern das Kind wachrütteln, notfalls einen feuchten Waschlappen einsetzen. Nach dem Aufstehen muss das Gerät getrocknet und wieder angelegt beziehungsweise eingeschaltet werden. Das ist auch für die Eltern mit einigem Aufwand verbunden und kann zu Stress und Anspannung führen.

Günstig ist es, wenn die Maßnahme fachlich begleitet wird. Psychologen oder Pädagogen an Psychologischen Beratungsstellen können Ihnen (in der Regel kostenfrei) bei der Anwendung des Klingelgeräts zur Seite stehen.

Manchmal kann es sinnvoll sein, die Anwendung des Klingelgeräts mit einem Belohnungsprogramm zu verbinden, wenn etwa das Kind nach dem Klingeln nicht gleich aufstehen und zur Toilette gehen will. Das Kind darf dabei zum Beispiel einen schönen Sticker in einen Kalender kleben, wenn es innerhalb von drei Minuten nach dem Klingeln zur Toilette gegangen ist (aber nicht, wenn die Nacht insgesamt trocken war!).

EXKURS Medikamentöse Behandlung bei Bettnässen

Medikamente sind beim Bettnässen die letzte Wahl, meist helfen die bisher beschriebenen Maßnahmen, um trocken zu werden. Trotzdem kann es manchmal sinnvoll sein, Medikamente einzusetzen, so zum Beispiel bei Jugendlichen, die auf Klassenfahrt, ins Zeltlager oder in den Urlaub fahren. Die meisten erleiden aber nach Absetzen des Medikaments einen Rückfall; die Langzeitwirkung ist viel geringer als bei den bisher beschriebenen Verfahren. Zwei Wirkstoffe stehen zur Verfügung:

Desmopressin (Minirin ®): Durch dieses Medikament wird nachts weniger Urin gebildet, es ist dem antidiuretischen Hormon (ADH) ähnlich. Etwa 70 Prozent der Kinder werden durch das Medikament trocken, aber eben nicht nachhaltig.

Imipramin (Tofranil ®): Dieses Medikament wirkt gleich gut wie Desmopressin, hat aber eine hohe Rückfallquote und leider auch viele Nebenwirkungen (Blutbildveränderungen, Herzrhythmusstörungen). Es wird nur bei Jugendlichen angewandt, denen nichts anderes hilft.

Hypersomnie

Unter Hypersomnie versteht man überlangen Schlaf. Manche Kinder schlafen ungewöhnlich lange, ohne dass das irgendwie bedenklich wäre. Das sind die Langschläfer, das ist in Ordnung. Andere benötigen besonders wenig Schlaf, das sind die Kurzschläfer, auch das ist in Ordnung. Wenig zu schlafen ist nur dann bedenklich, wenn es dadurch zu Beeinträchtigungen der Wachheit am Tage kommt, wenn das Kind dann unkonzentriert und quengelig ist. Entsprechend ist auch ein besonders langer Schlaf unbedenklich, wenn er nicht mit anderen Problemen verbunden ist. Dauert der Nachtschlaf aber ungewöhnlich lang und ist das Kind am Tag trotzdem sehr müde, dann kann eine Hypersomnie vorliegen. Ein Arzt sollte konsultiert werden, die Ursachen sind in aller Regel medizinischer Natur. Besondere Formen der Hypersomnie sind die Schlafapnoe und die Narkolepsie.

Schlafapnoe

Gekennzeichnet ist die Schlafapnoe durch kurze nächtliche Atemstillstände (daher der Name), langen Nachtschlaf, eventuell Schnarchen, starke Müdigkeit am Tage. Eine Frühgeborenenapnoe, eine Säuglingsapnoe sowie obstruktive Apnoen im Säuglings- und Kindesalter werden unterschieden. Sie sind selten, aber zumindest für einen Teil der Fälle von plötzlichem Kindstod verantwortlich (das gibt es nur im ersten Lebensjahr). Immer sind die Ursachen organisch, manchmal anatomisch, wie eine Einengung der Atemwege durch wucherndes Gewebe. Manchmal können andere Erkrankungen die Atemregulation beeinträchtigen, beispielsweise manche Infektionskrankheiten oder Stoffwechselstörungen. Wenn nachts Atemstillstände beim Kind beobachtet werden, auch mit starkem Schwitzen im Schlaf oder abnormer Blässe, sollte der Arzt konsultiert werden, und zwar möglichst ein Schlafspezialist. Nachgewiesen wird die Schlafapnoe im Schlaflabor. Eine Adresse, über die Sie ein Schlaflabor in Ihrer Nähe ausfindig machen können, finden Sie im Anhang (Seite 137).

Narkolepsie

Gekennzeichnet ist die – sehr seltene – Narkolepsie durch starke Müdigkeit am Tage. Das Kind kann zwischendurch immer wieder mal für wenige Minuten oder auch nur ein paar Sekunden einnicken, ohne das selbst zu bemerken. Am Tage oder vor dem Einschlafen kann es auch zu Muskelerschlaffungen kommen, ausgelöst meist durch starke Gefühle. Ängstigende Halluzinationen vor dem Einschlafen kommen ebenfalls vor. Kurz vor dem Einschlafen und während des nächtlichen oder morgendlichen Erwachens kann es auch zu einer plötzlichen Unfähigkeit kommen, sich zu bewegen. Die Narkolepsie ist fast nur bei Erwachsenen bekannt, scheint sich aber schon im späteren Kindesalter zu entwickeln, ohne dann unbedingt als Krankheit erkannt zu werden. Die Ursachen sind unbekannt, sicherlich aber biologischer Natur. Ein ärztlicher Schlafspezialist sollte konsultiert werden, wenn ein solcher Verdacht besteht.

Spiele und Verse

Ein gemeinsamer positiver Abschluss des Tages ist wichtig; ein Spiel oder eine Geschichte kann Bestandteil des Einschlafrituals werden. Rituale nehmen Angst und erleichtern dem Kind seinen Übergang in die Nacht. Hier finden sich einige Materialien dazu.

Die Sandfee, Selina und Niklas, das Kätzchen und der kleine Bär – fast alle Geschichten in diesem Kapitel haben etwas mit Schlaf oder Entspannung zu tun. Sie eignen sich damit gut als Gutenachtgeschichten. Vorangestellt haben wir noch ein paar Verse und Spiele, die auf das Zubettgehen vorbereiten.

Alle Verse können auch im Sprechgesang vorgetragen werden. Auch wer ungeübt im Singen ist, sollte es einmal versuchen. Wichtig ist eine Melodie, die etwas höher anfängt und dann abfällt wie ein staunendes Ohhooo. Das beruhigt fast alle Kinder.

Ein Spiel, ein Lied, das übliche Zubettgehritual mit Zähneputzen und Umziehen, dann im Bett eine Geschichte, noch ein paar gute Worte und ein Gutenachtkuss – so kann eine Folge aussehen, die das Kind auf den Schlaf vorbereitet. Durch ihren bekannten, langsamen, eher leisen, immer wiederkehrenden Charakter nimmt sie Ängste und verbindet Bett und Schlaf mit angenehmen Erwartungen.

Eine CD mit Gutenachtliedern und Instrumentalmusik sei noch empfohlen: Zur Ruhe (FRIEBEL 2011, siehe Seite 136).

Finger-Spiel

Bewegungen mit den Fingern, dazu Sprechen oder ein Sprechgesang:

»Kleiner Finger – Ringfinger – Mittelfinger – Zeigefinger – Daumen.«

Jeden Finger einzeln vorzeigen.

Sprechgesang:

»Alle Finger wollen tanzen, alle Finger wollen tanzen ...«

Alle Finger stark bewegen, tanzen lassen.

Sprechgesang:

»Und dann wird der kleine Finger müde – geht zur Ruh.«

Den kleinen Finger einziehen, so nach und nach alle Finger.

»Und dann wird der Ringfinger müde – geht zur Ruh.
Und dann wird der Mittelfinger müde – geht zur Ruh.
Und dann wird der Zeigefinger müde – geht zur Ruh.
Und dann wird der Daumen müde – geht zur Ruh.
Und auch du, und auch du, und auch du!«

Dem Kind über den Kopf streichen.

Ins Träumeland

»Pferdchen, spring, Pferdchen, spring,
die Straße rauf und runter, die Straße rauf und runter.
Und dann biegt es um die Ecke, und dann biegt es um die Ecke,
ins Träumeland, ins Träumeland.«

Sprechen oder Sprechgesang, mit den Händen dazu gestikulieren, erst vor dem Kind, bei »Und dann biegt es um die Ecke« mit den Händen entweder hinter sich selbst oder hinter das Kind abbiegen.

So eine Strophe nach der anderen, die spontan erfunden werden können, je nachdem, was das Kind am Tag alles erlebt hat, was in Bilderbüchern vorkam, was es irgendwie kennt. Hier nur einige Anregungen:

»Auto, fahr ...«
»Dreirad, fahr ...«
»Züglein, fahr ...«
»Rad, fahr ...«
»Konrad, geh ...«
»Ziege, spring ...«
»Schnecke, schleich ...«
»Hühner, lauft ...«
»Bächlein, rausch ... rausch durch Wald und Wiese ... und dann biegt es um den Felsen ...«

Wenn es Abend wird

Bewegungen mit den Händen, dazu Sprechen oder ein Sprechgesang.

»Wenn es Abend wird,
schütteln wir ein Kopfkissen,
legen es ins Bett.

Wenn es Abend wird,
schütteln wir die Bettdecke,
legen sie ins Bett.

Wenn es Abend wird,
steigen wir ins Bettchen,
kuscheln uns ins Bett.

Wenn es Abend wird,
machen wir die Augen zu,
für den schönen Traum.«

Langsam zieht der Mond

Gutenachtlied oder -sprechgesang. Dazu in der jeweils ersten Zeile einer Strophe schnelle, kurze Bewegungen, etwa Reitbewegungen oder Rollbewegungen. In der gleichbleibenden zweiten Zeile dann große, ruhige Bewegungen der ziehenden Sterne.

»Schnell, schnell, Pferdchen, reite, reite in den Stall.
Langsam ziehen all die Sterne, langsam zieht der Mond.

Schnell, schnell, Bächlein, spring nur, spring nur bis zum Meer.
Langsam ziehen all die Sterne, langsam zieht der Mond.

Schnell, schnell, Züglein, fahr nur, bis zum Endbahnhof.
Langsam ziehen all die Sterne, langsam zieht der Mond.

Schnell, schnell, Flugzeug, flieg nur, bis zum Flughafen.
Langsam ziehen all die Sterne, langsam zieht der Mond.

Schnell, schnell, Auto, fahr nur, ab in die Garage.
Langsam ziehen all die Sterne, langsam zieht der Mond.

Schnell, schnell, Kinder, lauft nur, bis ins stille Zimmer.
Langsam ziehen all die Sterne, langsam zieht der Mond.

Schnell, schnell, Vater, lauf nur, durch die Straßen heim.
Langsam ziehen all die Sterne, langsam zieht der Mond.

Schnell, schnell, Mutter, lauf nur, durch die Straßen heim.
Langsam ziehen all die Sterne, langsam zieht der Mond.

Schnell, schnell, Schifflein, segel, in den Hafen ein.
Langsam ziehen all die Sterne, langsam zieht der Mond.«

Geschichten von der Sandfee zum Vorlesen

Besuch von der Sandfee

»Selina, schläfst du schon?« Niklas flüstert zu seiner Schwester hinüber, die sich gerade im Bett herumdreht.

»Nein«, seufzt Selina, »ich kann einfach nicht einschlafen. Dauernd muss ich an den Zirkus morgen denken. Das ist so aufregend! – Ob da auch Tiger und Löwen dabei sind?«

»Ja – und ein Clown, der dauernd hinfällt, und richtige Astronauten, die in der Luft herumfliegen!« Niklas muss sich vor lauter Aufregung im Bett aufsetzen.

»Die heißen doch nicht Astronauten, sondern Artisten«, belehrt Selina ihren kleinen Bruder. Selina geht nämlich schon in die Schule und weiß über schwierige Wörter gut Bescheid.

»Ist doch egal, wie die heißen«, meint Niklas. »Hauptsache, die machen Kunststücke.« Jetzt steht Niklas sogar auf und vollführt auf seinem Bett Sprünge und Purzelbäume. Ans Schlafen ist nicht mehr zu denken.

»Oh, so ein Mist, so ein Riesenmist!«

Selina und Niklas horchen auf. Wer hat da eben gesprochen? Waren es vielleicht die Eltern im Wohnzimmer?

»Oh, so ein Mist, so ein Riesenmist!«

Wo kommt diese Stimme bloß her? Die Kinder schauen sich im schummrigen Zimmer um.

»Hallo, ist da jemand?«, flüstert Selina ängstlich.

»Und ob da jemand ist!«, gibt die ärgerliche Stimme zurück. »Ich bin hier auf der Fensterbank.«

Und tatsächlich: Auch im Halbdunkel sehen die beiden, dass zwischen den Blumentöpfen auf der Fensterbank eine Frau, vielmehr eine winzig kleine Frau, genauer gesagt: eine richtig winzig kleine Dame in einem wunderschönen silbernen Kleid steht. Sie hat ein Säckchen in der Hand, das sie wütend hin und her schleudert. Dabei schimpft sie immerzu vor sich hin.

»Wer bist du denn?«, ergreift jetzt Niklas mutig das Wort. »Und warum schimpfst du dauernd?«

»Ich bin die Sandfee«, sagt die schöne Dame, »und ich ärgere mich grün und blau, weil mein Traumsand nicht richtig funktioniert. Da hat der Sandmann mal wieder ganz schlechte Qualität besorgt. Und ich muss es jetzt ausbaden.«

Wütend schleudert die schöne Dame den Sack auf die Fensterbank. Einige Sandkörner fallen heraus.

»Was ist denn so schlecht an deinem Sand, und wozu brauchst du den eigentlich?«, fragt Selina.

»Backst du damit etwa Sandkuchen?«, setzt Niklas nach.

»Pff, Sandkuchen«, schnaubt die Sandfee verächtlich, »das ist mal wieder typisch Menschenkind! Immer denkt ihr ans Naschen. – Den Traumsand brauche ich natürlich, um Kinder zum Schlafen und Träumen zu bringen. Aber wie ihr merkt, funktioniert er nicht. Einen halben Sack hab ich schon über euch ausgeschüttet. Und was muss ich sehen? Ihr unterhaltet euch immer noch, ihr macht sogar Purzelbäume im Bett, statt zu schlafen und zu träumen. Der Traumsand heutzutage taugt einfach nichts mehr, und zu allem Übel bestellt der Sandmann immer den billigsten. Und wenn die Kinder nicht schlafen, kriege ich den Ärger und muss zur Strafe das Mondkalb spazieren führen.«

»Ist es denn so schlimm, mit dem Mondkalb spazieren zu gehen?«, will jetzt Selina wissen, die Kälbchen ganz süß findet.

»Es ist stinklangweilig, sage ich dir, denn das Mondkalb träumt nur den ganzen Tag vor sich hin und hat gar keine Lust zum Spazierengehen. Und da muss ich es den lieben langen Tag hinter mir herziehen.«

»Ja, das hört sich wirklich schrecklich langweilig an«, meint jetzt auch Selina. »Aber wie können wir dir helfen?«

»Am besten wäre es, ihr würdet endlich einschlafen. Denn wenn der Sandmann heute Nacht auf Kontrollgang geht, müssen alle Kinder schlafen und träumen.«

»Das würden wir ja gerne tun«, meint Niklas, »aber wir können heute einfach nicht einschlafen. Gestern ist nämlich ein Zirkus gekommen, und wir dürfen morgen hingehen. Ist das nicht schön?«

»Ja, ja«, meint die Sandfee ungeduldig, »aber könnt ihr euch den Zirkus nicht vorstellen? Und die Augen dabei zumachen? Dann träumt ihr womöglich von ihm. Zumindest die anderen Kinder machen das so, ich habe heute schon drei gesprochen, die auch in den Zirkus wollen.«

»Dann sehen wir den Zirkus morgen in der Stadt und heute Nacht schon im Traum!«, meint Selina.

»Ja!«, setzt Niklas hinzu.

Die Sandfee seufzt tief und schwingt sich vom Fensterbrett. »Also gut«, sagt sie. »Ich besuche euch morgen wieder, und ihr erzählt mir, wie es war.«

Sie dreht sich einmal um sich selbst – und ist verschwunden. Nur ein paar Sandkörner auf der Fensterbank zeigen, dass sie gerade noch da war.

Und die Sandkörner in den Augen von Selina und Niklas. Immer schwerer werden ihre Augenlider, und dann fallen sie auch schon zu, und die beiden träumen vom Zirkus, von der Sandfee auf der Fensterbank und von ihrem Säckchen Sand.

Niklas und Selina kuscheln gemütlich in ihren Betten und unterhalten sich.

»Ich bin noch nicht so müde«, meint Niklas, »und du?«

»Ich schon, aber ich muss die ganze Zeit daran denken, dass wir morgen in der Schule ein Diktat schreiben. Da hab ich ein bisschen Angst. Ob ich morgen wohl noch weiß, wie diese Wörter geschrieben werden?«

»Bestimmt«, beruhigt Niklas seine große Schwester. »Du hast das doch mit Mama geübt! Sonne mit zwei n, Mond nur mit einem n ...«

»Ja, du hast recht«, sagt Selina, »wenn sogar du es weißt, obwohl du noch gar nicht in die Schule gehst ...«

»Weißt du was«, meint Niklas, »es wäre doch schön, wenn die Sandfee wiederkommen und uns eine Geschichte erzählen würde. Dann könntest du sicher sofort einschlafen. Bei mir hat das beim letzten Mal prima geklappt.«

»Da hast du recht«, überlegt Selina. »Wie wärs, sollen wir sie rufen?«

»Ja«, nickt Niklas, »aber nicht so laut, sonst kommt nur Mama.«

Die beiden rufen nach der Sandfee, aber nichts tut sich. »Die hört uns bestimmt nicht«, sagt Niklas enttäuscht und rutscht tiefer unter seine Decke. Auch Selina kuschelt sich ins Bett. Kaum hat sie aber den Kopf auf dem Kissen, als wieder ein wohlbekanntes Nörgeln zu hören ist.

»Hat man denn nie seine Ruhe! Die Menschenkinder wollen mal wieder nicht schlafen. Die einen müssen unbedingt noch fernsehen, die anderen lesen ... Und keines von all den vielen Kindern denkt daran, dass unsereins auch mal ins Bett will!«

»Hallo, Sandfee«, rufen Selina und Niklas, »das ist aber schön, dass du noch zu uns kommst. Bitte, bitte, erzähl uns noch eine Gutenachtgeschichte, beim letzten Mal sind wir sofort eingeschlafen!«

Die Kinder sehen so erwartungsvoll aus, da kann die Sandfee natürlich nicht widerstehen. Außerdem ist sie ein wenig stolz, weil die Kinder sie so gelobt haben.

»So«, sagt sie gar nicht mal unfreundlich, »aber Geschichten kenne ich keine. Die müsst ihr euch schon selbst ausdenken. Und die Augen dabei zumachen, sonst wird das nix.«

»Aber was für eine Geschichte denn?«, fragt Niklas. »Der Zirkus ist fortgezogen.«

»Dann stell dir doch einfach vor, wohin der Zirkus gezogen ist, über die sieben Berge zu den sieben Zwergen, und da bauen sie gerade das große Zelt auf, und du bist dabei, du bist nämlich der Löwenbändiger.«

»Ah ja!«, sagt Niklas.

»Und du«, wendet sich die Sandfee an Selina, »wenn du morgen ein Diktat schreiben darfst, dann stell dir doch vor, was für ein riesengroßes Vertrauen der Lehrer in dich hat, dass er dich mitschreiben lässt. Ich durfte noch nie ein Diktat mitschreiben.«

Selina verschlägt es fast die Sprache bei solchen Worten. Aber dann muss sie lachen.

»Und stell dir im Traum vor«, fährt die Sandfee unbewegt fort, »wie diese ganzen Wörter alle geschrieben werden, und sag dir tief in den Traum hinein, dass du ganz stark und klug sein wirst.«

»Das will ich machen«, sagt Selina.

»Aber ein paar Sandkörner lässt du uns doch auch da?«, fragt Niklas.

»Mal sehen, mal sehen ...«, die Sandfee kramt in einer Tasche ihres weiten Gewandes. Dann streut sie etwas in die Luft und Selina und Niklas merken, wie ihre Augenlider ganz schwer werden.

Die Sandfee dreht sich einmal um sich selbst und ist im Blitzen ihres Gewandes verschwunden.

Selina und Niklas liegen und träumen.

Die Sandfee will mehr Geschichten erzählen

»Sandfee, Sandfee!«, Niklas und Selina rufen mit vereinten Kräften nach der schönen Dame im silbernen Kleid, denn heute sind sie sich mal wieder einig: Sie haben so richtig Lust, mit ihr etwas zu plaudern. Still lauschen die beiden dann, ob sich etwas rührt. Tatsächlich, schon wird es heller auf der Fensterbank, die kleine Gestalt der Sandfee taucht auf. Gerade wollen die Kinder sie begrüßen, als die Sandfee mal wieder richtig zu schimpfen beginnt: »Diese Kinder überall! Dauernd rufen sie einen und wollen mit mir reden, aber jedes Mal schlafen sie dabei ein und kriegen den letzten Satz nicht mehr mit. Ich mühe mich ab, ihnen etwas Schönes zu erzählen, und die schlafen einfach!«

Die Sandfee setzt sich beleidigt auf den Rand eines Blumentopfes.

»Aber Sandfee«, tröstet sie Niklas, »das ist doch gerade das Schöne an deinen Geschichten. Erst sind sie ein bisschen spannend, und am Ende sind sie dann so ruhig und still, dass man davon ganz müde wird und wunderbar schlafen kann.«

»Und du langweilst dich nicht dabei?«, fragt die Sandfee nach.

»Ganz bestimmt nicht«, meint jetzt auch Selina, »deine Geschichten wirken fast noch besser als dein Traumsand.«

»Besser als mein Traumsand?«, fragt die Sandfee und überlegt. »Dann könnte ich ja ab und zu den Menschenkindern einfach Geschichten erzählen, wenn es mit dem Traumsand nicht so recht klappt«, meint sie.

»Genau!«, lachen jetzt Niklas und Selina. »Und am besten fängst du gleich bei uns damit an!«

Jetzt lacht auch die Sandfee und meint: »Ihr zwei seid schon kleine Schlaumeier! Aber wenn ich mirs recht überlege: Eigentlich habe ich euch ja noch nie eine Geschichte erzählt. Ich sage euch immer nur, was ihr euch selbst ausdenken könnt.«

»Hauptsache, du bist da«, meint Niklas.

»Und was könnten wir uns denn heute ausdenken?«, will Selina wissen.

»Ich würde mir eine Geschichte vom Sand überlegen«, schlägt die Sandfee vor. »Denn eigentlich interessiert mich schon, wo der Sandmann nur all den schönen Sand herbekommt. Aber gefragt hab ich ihn noch nie. Vielleicht denkt ihr euch dazu eine Geschichte aus und träumt davon, und morgen dürft ihr sie mir dann erzählen.«

»Machen wir«, lallen Selina und Niklas gerade noch so vor sich hin, dann fallen ihnen die Augen zu. Die Sandfee dreht sich einmal um sich selbst und ist hinterm Blitzen ihres Kleides verschwunden.

Die Sandfee und der Albtraum

»Du, Sandfee, neulich hatte ich einen ganz blöden Traum ...« Selina weiß nicht so recht, wie sie es der Sandfee erklären soll.

»Ach, ein Albtraum«, meint die Sandfee aber gleich, als habe sie so etwas schon tausend Mal gehört, und setzt sich auf der Fensterbank zurecht.

»Ja, genau«, bestätigt Niklas, »danach hatte sie den ganzen Tag schlechte Laune.«

»Albträume«, erklärt die Sandfee, »die hat jeder ab und zu. Auch die Erwachsenen. Sie machen einem Angst, aber eigentlich sind sie ganz harmlos.«

»Das stimmt«, bestätigt Niklas.

»Ja«, sagt die Sandfee, »ich kenne viele Kinder, die schon mal einen Albtraum hatten. Aber am schlimmsten war es bei Christian. Dem ist Nacht für Nacht im Traum eine Maus begegnet. Schließlich hatte er schon abends solche Angst, dass er überhaupt nicht mehr ins Bett wollte.«

»Wegen einer Maus?«, fragt Selina ungläubig.

»Er hatte eben Angst vor Mäusen«, sagt die Sandfee. »Und er würde vielleicht bis heute nicht ins Bett wollen, wenn nicht Christians Papa eine gute Idee gehabt hätte. ›Das wäre doch gelacht‹, sagte der, ›wenn wir mit so einer Maus nicht fertigwürden. Heute Nacht werden wir sie vertreiben.‹ ›Wie sollen wir das denn machen?‹, fragte Christian ängstlich. ›Ich werde heute Nacht bei dir schlafen‹, erklärte der Vater. ›Und wenn die Maus kommt, weckst du mich auf. Dann brüllen wir sie aus Leibeskräften an, und du wirst sehen, sie taucht nie wieder auf.‹«

»Haben die das dann wirklich gemacht?«, will Selina wissen.

»Klar haben sie das gemacht«, sagt die Sandfee. »Nachts, als die Maus in seinem Traum gekommen ist, hat Christian schnell seinen Vater geweckt, und dann haben die beiden sie angebrüllt: ›Du dumme, blöde Maus, hau bloß ab, lass dich hier nie wieder blicken, sonst kannst du was erleben!‹«

»Und das hat wirklich geholfen?«, fragt Selina.

»Klar«, meint die Sandfee. »Die Traummaus hat solche Angst bekommen, dass sie schnell abgehauen ist. Und seither träumt Christian wieder schöne Sachen.«

»Meinst du«, fragt Selina zögernd ihren Bruder Niklas, »meinst du, wir könnten das auch mal probieren, falls ich mal wieder einen Albtraum hab?«

»Na klar«, meint Niklas angeberisch. »Mit so einem Ungeheuer werd ich schon fertig! Dem werd ich was erzählen, wenn es noch mal auftaucht!«

»Na, dann wünsche ich euch viel Glück bei eurer Mäusejagd«, lacht die Sandfee. »Und wenn Niklas doch zu tief schläft, dann brüllst du das Traumwesen einfach selbst an, Selina, oder zauberst es ganz klein. Im Traum ist nämlich jedes Kind unverwundbar. Und ich glaube, deine Maus ist schon jetzt ganz verschreckt und lässt sich gar nicht mehr blicken.«

Die Sandfee hat ihren Sack vergessen

Heute Abend wartet die Sandfee schon auf der Fensterbank, als Selina und Niklas aus dem Bad kommen.

»Hallo, Sandfee«, begrüßen die beiden sie. »Du bist heute aber früh dran – und wo hast du denn deinen Sandsack?«

»Ach den«, antwortet die Sandfee gedehnt, »den hab ich heute auf dem Mond vergessen.«

Die Kinder schauen erschrocken.

»Auf dem Mond vergessen, das ist aber schlimm. Da kannst du den Kindern heute ja gar keine schönen Träume bringen! Außerdem musst du dann bestimmt zur Strafe das Mondkalb eine Woche lang spazieren führen.«

Jetzt lächelt die Sandfee geheimnisvoll und zieht hinter ihrem Rücken ein dickes Buch mit goldenem Einband hervor.

»Ich habe aber das hier«, sagt sie und dreht das Buch vor den Augen der Kinder hin und her.

»Was ist das?«, will Niklas wissen und schaut die Sandfee erwartungsvoll an.

»Das ist ein Geschichtenbuch, in dem ganz viele Gutenachtgeschichten drinstehen. Ich hab es vom Mann im Mond bekommen. Als er hörte, dass ich euch ab und zu Geschichten erzähle und ihr davon sogar manchmal einschlaft, hat er es mir geschenkt für den Fall, dass der Traumsand mal wieder nicht funktioniert oder dass ich den Sack vergesse.«

»Prima!«, ruft Selina. »Da musst du uns heute Abend aus deinem neuen Geschichtenbuch gleich eine Kostprobe geben!«

»Na klar«, lacht die Sandfee und schlägt ihr Buch auf. »Wir fangen gleich an. Aber wir machen es wie immer. Ich erzähle euch nur, worum es in der Geschichte geht, genau ausdenken müsst ihr sie euch selbst.«

»Wozu brauchst du dann das Buch?«, fragt Selina.

»So gut mit dem Ausdenken wie ihr bin ich eben nicht«, sagt die Sandfee schnippisch. »Na und? Dafür habe ich eben das Buch.«

»Ist ja gut«, sagt Niklas. »Und was für eine Geschichte sollen wir uns ausdenken?«

Die Sandfee blättert einige Seiten um. »Ja, die!«, meint sie dann begeistert und zeigt auf die Seite vor sich. »Die hat mir meine Mama immer vorgelesen, als ich noch ganz klein war.«

»Und was kommt drin vor?«, fragt Niklas.

»Ganz viel Sand«, sagt die Sandfee träumerisch und verdreht die Augen.

»Ist das alles?«, fragt Selina.

»Sand ist doch eine ganze Menge«, belehrt sie die Sandfee. »Eine riesig große Menge sogar. Aber auch Kamele kommen drin vor – außer dem Sand. Und eine wunderschöne grüne Oase mit

Palmen und einem klaren See. Umgeben ist sie von Sanddünen. – Den Rest müsst ihr euch schon selbst ausdenken.«

Die Sandfee schaut die beiden Kinder an und lacht. Und während denen schon die Augen zufallen, dreht sie sich einmal um sich selbst und ist im Blitzen ihres Kleides verschwunden.

Die Sandfee hat ihren Sand verbraucht

»Hallo, ihr beiden!« Niklas und Selina heben erstaunt die Köpfe über die Bettdecken. Da steht doch tatsächlich die Sandfee auf der Fensterbank und spricht sie ganz freundlich an.

»Hallo«, sagt Niklas und reibt sich die Augen. »Was ist denn mit dir heute los, du bist ja richtig gut aufgelegt!«

»Ja«, meint die Sandfee, »heute war ein sehr guter Abend für mich. Mein Träumesand hat wunderbar gewirkt, alle Kinder sind ganz schnell eingeschlafen ... außer euch natürlich«, fügt sie schelmisch hinzu. »Da dachte ich mir, ich komme vorbei und erzähle euch eine Geschichte.«

»Au ja!«, strahlen Niklas und Selina und kuscheln sich gleich wieder in ihre Betten, damit es sich die Sandfee nicht womöglich noch anders überlegt.

»Wo hast du denn dein Geschichtenbuch?«, fragt Selina.

»Und willst du uns wirklich mal selber eine Geschichte erzählen?«, setzt Niklas hinzu.

»Oh!« Die Sandfee schlägt sich gegen die Stirn und fängt an zu schimpfen: »Das Geschichtenbuch, das Geschichtenbuch, wo habe ich nur das Geschichtenbuch gelassen? Ich glaube, ich hab es verloren!« Wütend stampft sie mit dem Fuß auf, dass die Sandkörner auf der Fensterbank nur so hüpfen.

Selina und Niklas seufzen erleichtert, dass die Sandfee wieder die alte ist.

»Wir können uns ja eine Geschichte ausdenken«, sagt Selina.

»Das würdet ihr tun?« Die Sandfee hält mit Stampfen inne und schaut sie an.

»Ja«, sagt Niklas. »Für dich.«

»Also, also, da bin ich doch ganz überrascht«, sagt die Sandfee. »Bloß fällt mir jetzt vor lauter Überraschung überhaupt keine Geschichte ein.«

»Sand sollte drin vorkommen«, meint Selina.

»Ja«, sagt die Sandfee und verdreht begeistert die Augen.

»Und Sterne«, ergänzt Niklas, weil er vor dem Zubettgehen einen Bildband mit Sternen angeschaut hat.

»Ja«, sagt die Sandfee wieder und verdreht die Augen in die andere Richtung. »Die sehen so klein wie Sandkörner aus und leuchten schön!«

»Und ein Fernrohr«, sagt Niklas, weil das auch in seinem Bildband vorkam.

»Ich habe keine Ahnung, was ein Fernrohr sein soll«, sagt die Sandfee und schaut ihn misstrauisch an.

»Weißt du was?«, schlägt Selina vor, »wir träumen davon und erzählen es dir dann morgen.«

Aber sie kann den Satz nur noch mit Mühe zu Ende sagen, fast fallen ihr schon die Augen zu.

Schon sind die beiden Kinder eingeschlafen. »Hoffentlich denken sie morgen auch dran«, murmelt die Sandfee vor sich hin. Dann dreht sie sich einmal um sich selbst und ist im Blitzen ihres Gewandes verschwunden.

Kätzchen an der Kuhweide

Abend ist es geworden, das Kätzchen ist auf seinem Weg nach Hause. Von den Sonnenblumenfeldern her kommt es den Feldweg entlanggeschlichen. Zwischen den Sonnenblumen hat es den Vögeln nachgestellt, und noch jetzt ist ihm der Kopf ganz wirr von all dem schrillen Spatzengezeter. Seine Gedanken schweifen ab, fast ist es schon zu Hause, in seinem weichen Heulager auf dem Scheunenboden – da wird es von einem lauten Brüllen aufgeschreckt.

Das Kätzchen duckt sich und schaut sich um. »Muh, muh«, tönt es noch einmal. Hinter dem Zaun steht eine Kuh, viele Kühe sind da, aber nur eine brüllt und – schaut sie nicht eben in die Richtung, wo das Kätzchen im Staub des Feldwegs kauert?

Das kleine Kätzchen rührt sich nicht. Zum Glück ist da noch der Zaun. Unverwandt starrt es die Kuh an und wagt kaum, Atem zu holen. Aber die Kuh schüttelt nur den Kopf und zieht mit ihrem Maul Heu vom Wagen, der auf der Wiese steht. Und kaut und kaut.

Das Kätzchen schüttelt sich. Heu wäre so ziemlich das Letzte, was es sich zu essen wünscht. Es schaut weiter umher auf der Weide. Dort stehen noch ein zweiter Heuwagen und ein Wasserwagen. Wenn die Kühe Durst haben, laufen sie dorthin und trinken. Aber jetzt liegen die meisten Kühe am Boden, dösen vor sich hin und kauen. Ihre Schwänze schlagen durch die Luft – Fliegen verjagen.

Die ruhenden Kühe gefallen dem Kätzchen am besten. Schwer und massig liegen sie auf der zerstampften Erde. Ganz ruhig liegen sie. Das sieht gemütlich aus. Sie bewegen sich kaum. Aber man sieht, wie sie kauen.

»Die haben den ganzen Tag lang nur Zeit, Zeit, Zeit«, denkt das Kätzchen. »Die tun den Tag über gar nichts als muhen und fressen. Und wenn die Nacht kommt, dann geht es zurück in den Stall, und dann schlafen sie.«

Da fällt dem Kätzchen ein, dass es selbst gerade auf dem Weg nach Hause ist. Es schaut noch einmal über die Weide mit ihren Kühen, den Heuwagen, dem Wasserwagen. »Bis morgen, Weide«, miaut es. Dann schleicht es davon.

Bald ist das Kätzchen in seiner gemütlichen Scheune angekommen. Es schlüpft durch das Scheunentor und trippelt die Holzstiege hinauf. Zwischen den Heuballen ist das Katzenlager. Die Mutter ist da, ein Brüderchen liegt schläfrig und schnurrt. Da merkt das Kätzchen, wie müde es ist. Still legt es sich hin. Es legt sich hin und streckt seine Pfoten aus.

Da liegt das Kätzchen – ganz ruhig. Kannst du die Ruhe des Kätzchens spüren? Die Ruhe ist überall in ihm, ganz tief. – Schwer sind die Pfoten des Kätzchens, ganz schwer. Fühlst du, wie schwer seine Pfoten sind? Das Kätzchen ist schwer, ganz schwer. – Und warm sind die Pfoten des Kätzchens, schön warm. Fühlst du, wie warm sie sind? Die Wärme strömt durch seinen ganzen Körper. Das Kätzchen ist warm, schön warm. – Sein Atem geht ein und aus, ein und aus, ganz ruhig und gleichmäßig, ganz von allein. – Das Kätzchen ist ruhig, schwer und warm – ruhig, schwer und warm. – So liegt das Kätzchen und ruht sich aus. Es liegt da und lässt die Ruhe tief in sich wachsen.

Familie Bär ist auf einem Ausflug im Wald. Unter der Linde auf einer Waldwiese machen sie Rast. »Und haltet mir Ruhe«, brummt Mutter Bär zu den vier Bärenkindern. »Die Linde ist der Friedensbaum.« Die Bärenkinder hören es kaum, schon sind sie im wogenden Gras der Waldwiese verschwunden.

Zwei Bärenkinder versuchen, einen Kaninchenbau auszuheben. Da hocken sie nun an einem Eingang und graben und graben ... Tief unter der Erde sitzt die Kaninchenfamilie. Bange ist den Kaninchen nicht besonders. Schließlich hat ihr Bau so viele andere Ausgänge. Sollten die Bären wirklich bis zum Kessel tief unter der Erde vordringen, sind sie schnell durch einen der Seitenausgänge verschwunden. Nein, fürchten tun sich die Kaninchen nicht sehr, aber sie ärgern sich.

»Diese tollpatschigen kleinen Bären zerwühlen uns unseren ganzen Vorgarten«, piepst Vater Kaninchen. »Gleich geh ich hinaus und zieh ihnen die Ohren lang!« Dabei reckt er sich zu seiner ganzen gewaltigen Größe.

Ein anderes Bärenkind stellt im Gebüsch den Vögeln nach. Eifrig versucht es, einen der vielen Vögel zu haschen, die dort hausen. »Ich will doch nur mit euch spielen«, brummt es dazu. Aber die Vögel glauben ihm nicht, und da haben sie recht. Völlig zerzaust ist das Bärenkind schon von den vielen Zweigen und Dornen der Büsche. Es will sich setzen, den Pelz ein wenig pflegen – doch au!, da hockt es mitten auf einer Dornenranke. Schnell ist es wieder auf den Beinen und reibt sich den Hintern. Da macht es doch lieber, dass es aus den Hecken herauskommt.

Der vierte kleine Bär hat sich bäuchlings auf die Wiese gelegt. Atemlos beobachtet er die vielen Insekten. Eine Grille sitzt da und putzt sich die Flügel. Bald wird sie wieder zu zirpen beginnen. Ameisen laufen auf der Erde herum, hierhin und dahin. Das Ameisennest kann der kleine Bär nirgends entdecken. Wahrscheinlich liegt es unter der Erde. Ein Marienkäfer ist auf einem breiten Grashalm gelandet. Er läuft bis zur Spitze des Halmes hinauf. Dort probiert er seine Flügel und schwupp, schon ist er wieder verschwunden. Der kleine Bär brummt ein Bärenlied vor sich hin.

Da fängt die Erde plötzlich leicht an zu beben. Die Geschwister sind es, sie stürmen heran, um mit ihm zu spielen. Aber da kommen Vater und Mutter Bär von ihrem Platz unter dem Lindenbaum. »Es ist Zeit, wir müssen nach Hause«, brummt Vater Bär. Und so machen sie sich wieder auf, durch den Wald. Bald sind sie an ihrer Bärenhöhle angekommen. Brummend legen sie sich aufs weiche Lager. Der kleine Bär gähnt, er ist müde.

Da liegt der kleine Bär – ganz ruhig. Kannst du die Ruhe des kleinen Bären spüren? Die Ruhe ist überall in ihm, ganz tief. – Schwer sind die Tatzen des kleinen Bären, ganz schwer. Fühlst du, wie schwer seine Tatzen sind? Der kleine Bär ist schwer, ganz schwer. – Und warm sind die Tatzen des kleinen Bären, schön warm. Fühlst du, wie warm sie sind? Die Wärme strömt durch seinen ganzen Körper. Der kleine Bär ist warm, schön warm. – Sein Atem geht ein und aus, ein und aus, ganz ruhig und gleichmäßig, ganz von allein. – Der kleine Bär ist ruhig, schwer und warm – ruhig, schwer und warm. – So liegt der kleine Bär ein Weilchen und ruht sich aus. Er liegt da und lässt die Ruhe tief in sich wachsen.

Gerade noch hat das Kätzchen mit ihm gespielt, nun rollt der blaue Wollknäuel die Bergwiese hinunter. Nur das Fadenende bleibt übrig, das hat sich an einer Wurzel verfangen. Erst schaut das Kätzchen dem Knäuel nur ganz erschrocken nach, dann fasst es sich ein Herz und läuft hinterher, die Nase immer dicht überm Faden.

Bunte Schmetterlinge flattern über dem Kätzchen, doch es achtet nicht darauf. Es achtet nicht auf das Brummen der Hummeln, es achtet nicht auf das Fliegengesumme, es achtet nicht auf den lauen Wind und die Sonne, es achtet nicht auf den Duft der Gräser und Kräuter. Die Farben der Blumen sieht es gar nicht. Es sieht nur den Faden des Wollknäuels, der sich die Wiese hinunterschlängelt, ins Tal.

Nur an der Glockenblume, an dieser einen großen, direkt neben dem Faden, kann das Kätzchen nicht vorbei. Das Kätzchen kann die Glockenblume läuten hören:

»Klingeling, klingeling,
nicht so schnell, du kleines Ding,
wie ein Pfeil, so willst du jagen,
doch du wirst dich überschlagen,
und dann klagen und dann klagen.
Longelang, longelang,
sachte ist der Katzengang.«

So singt die Glockenblume. Das Kätzchen schnüffelt an ihrem Kelch. Dann geht es weiter, langsamer, sachter, und es achtet genau auf alles, was ihm begegnet.

Es achtet auf die Schmetterlinge. Hoch reckt es den Kopf, um ihren Tanz zu beobachten. Es achtet auf die Bienen und Hummeln. Neugierig schnüffelt es an den Blüten, die von den Bienen besucht werden. Vorsicht, dass du keine störst! Sonst sticht sie womöglich! Das Kätzchen achtet auf den Gesang der Vögel. Vom Bergwald klingt der herauf.

Und dann achtet es auf nichts mehr. Das Kätzchen sucht wieder den Faden im Gras. Und weiter schleicht es die Wiese hinunter, hinein in den Bergwald.

Die Sonne verschwindet hinter dunklen Kiefernwipfeln, das Licht wird schwächer, geheimnisvoll düster. Aber schnell gewöhnen sich die Augen des Kätzchens daran. Auf weichen Moospolstern schleicht es vorwärts, vorsichtig, ganz vorsichtig, immer dem Faden nach.

Das Kätzchen schnüffelt an Kiefernzapfen, die überall liegen, es schnüffelt an Pilzen, an Waldbeeren schnüffelt es – doch immer behält es den Faden im Auge, und schleicht langsam hinunter ins Tal.

Bald hat es die letzten Bäume hinter sich gelassen, die Äcker und Felder des Tales breiten sich vor ihm aus. Nicht weit von hier ist die Scheune. Der Faden läuft direkt darauf zu. Das Kätzchen ist müde geworden von seiner Wanderung. Langsam, ganz langsam schleicht es neben dem Wollfaden her, bis in den Hof vor der Scheune. Dort endet der Faden. Der Wollknäuel hat sich ganz abgewickelt. Ein Huhn zieht am Fadenende, als sei der Faden ein Wurm. Als es das Kätzchen sieht, rennt das Huhn gackernd davon.

Das Kätzchen schnüffelt am Fadenende, dann schleicht es durch die offene Tür zur Scheune hinein. Langsam trippelt es die Stiege zum Scheunenboden hinauf. Zwischen den Heuballen ist das Katzenlager. Die Eltern sind nicht da, aber zwei Geschwister blinzeln ihm schläfrig entgegen. Da merkt das Kätzchen, wie müde es ist. Schnurrend legt es sich zu ihnen ins Heu.

Da liegt das Kätzchen – ganz ruhig. Kannst du die Ruhe des Kätzchens spüren? Die Ruhe ist überall in ihm, ganz tief. – Schwer sind die Pfoten des Kätzchens, ganz schwer. Fühlst du, wie schwer seine Pfoten sind? Das Kätzchen ist schwer, ganz schwer. – Und warm sind die Pfoten des Kätzchens, schön warm. Fühlst du, wie warm sie sind? Die Wärme strömt durch seinen ganzen Körper. Das Kätzchen ist warm, schön warm. – Sein Atem geht ein und aus, ein und aus, ganz ruhig und gleichmäßig, ganz von allein. – Das Kätzchen ist ruhig, schwer und warm – ruhig, schwer und warm. – So liegt das Kätzchen und ruht sich aus. Es liegt da und lässt die Ruhe tief in sich wachsen.

Kleiner Bär und die verfallene Burg

Tief im Wald entdeckt der kleine Bär eine Ruine. Das Dach ist eingestürzt. Die Mauern sind überwachsen mit Moos und Efeu. Aus Mauerritzen sprießt Gras. Dornenbüsche wuchern zwischen den Steinen. Der Fußboden ist schon lange verschwunden, da ist nur die Erde des Waldes.

Der kleine Bär tappt zwischen den Mauerresten umher. Ob das eine verfallene Burg ist oder gar ein Schloss? Vielleicht sogar ein verwunschenes Schloss? Der kleine Bär tappt durch das Gemäuer und versucht sich vorzustellen, wie alles hier war, bevor es zerfallen ist, wie alles war, als noch Menschen hier wohnten. Aber er kann es sich einfach nicht ausmalen, zu fremd sind ihm dazu die Menschen und ihre künstlichen Wände.

Der kleine Bär überlegt, wieso die Burg wohl verfallen ist. Ob die Menschen fortgezogen sind, weil es ihnen hier nicht mehr gefallen hat? Der kleine Bär kann sich das aber überhaupt nicht vorstellen, schließlich ist der Bärenwald wunderschön, bestimmt der schönste Ort auf der Welt. Vielleicht gab es auch einen Streit, und die Burg wurde zerstört, und danach meinten die Menschen, es lohne nicht mehr, sie wieder aufzubauen? Oder die Menschen hier sind einfach ausgestorben, wie früher die Dinosaurier.

So sinnt der kleine Bär hin und her und läuft durch das alte Gemäuer. Aber so tot und leer wie er erst dachte, ist die Burgruine gar nicht. Vögel nisten auf Büschen und Bäumen im halb eingestürzten Turm, Eidechsen huschen über die Steine. Ein Gang führt unter die Erde, dort haben Fledermäuse eine Behausung gefunden. Überall lebt es. Der kleine Bär brummt zufrieden. Früher gehörte die Burg den Menschen, heute gehört sie den Tieren des Bärenwalds.

Die Zeit ist vergangen, die Sonne sinkt hinter den Horizont, und so macht sich der kleine Bär auf den Heimweg. Bald ist er an seiner Bärenhöhle angekommen. Die ist von selbst entstanden, im Fels, durch die Kräfte der Erde, die hat niemand gebaut. Aber die Bärenfamilie wohnt heute drin. Vater Bär ist noch unterwegs. Mutter Bär ist zu Hause und auch die Geschwister. Der kleine Bär legt sich aufs weiche Bärenlager. Er ist weit gelaufen.

Da liegt der kleine Bär – ganz ruhig. Kannst du die Ruhe des kleinen Bären spüren? Die Ruhe ist überall in ihm, ganz tief. – Schwer sind die Tatzen des kleinen Bären, ganz schwer. Fühlst du, wie schwer seine Tatzen sind? Der kleine Bär ist schwer, ganz schwer. – Und warm sind die Tatzen des kleinen Bären, schön warm. Fühlst du, wie warm sie sind? Die Wärme strömt durch seinen ganzen Körper. Der kleine Bär ist warm, schön warm. – Sein Atem geht ein und aus, ein und aus, ganz ruhig und gleichmäßig, ganz von allein. – Der kleine Bär ist ruhig, schwer und warm – ruhig, schwer und warm. – So liegt der kleine Bär ein Weilchen und ruht sich aus. Er liegt da und lässt die Ruhe tief in sich wachsen.

Kätzchen döst vor seiner Scheune

Das Kätzchen liegt in der warmen Sonne vor seiner Scheune. Ganz faul liegt es da und lässt die warmen Sonnenstrahlen auf seinem Fell tanzen. Sein Bauch hebt und senkt sich bei jedem Atemzug.

Das kommt ihr wohl interessant vor, der fetten Fliege, denn sie brummt heran und schwirrt über den Bauch des Kätzchens. Das Kätzchen bemerkt die Fliege wohl, aber es ist viel zu faul, um sich zu rühren. Die Fliege brummt einmal den Bauch des kleinen Kätzchens ab, dann hat sie genug und verschwindet wieder in der Weite des Himmels. Das Kätzchen liegt einfach nur da.

Vom Dach des Kuhstalls tschilpen Spatzen. Eine ganze Schar ist es, die sich wohl wegen irgendetwas streitet. Oder soll das etwa Freude sein, dieses Gezeter? Irgendeine Spatzenfreude, von der die Katzen noch nie etwas erfahren haben? Das Kätzchen hört die Spatzen wohl lärmen, aber es stört sich nicht daran. Es liegt einfach nur da. Die Spatzen haben genug mit sich selbst zu tun.

Durch die Spalte der Kuhstallfenster flitzen Schwalben. Die haben dort drinnen ihre Nester und bringen nun Futter für ihre Jungen nach Haus. Pfeilschnell schwirren sie durch den Himmel. Und unfehlbar sicher treffen sie immer genau durch den Fensterspalt. Das kleine Kätzchen sieht wohl die Schwalben, wenn es einmal die Augen kurz aufmacht, doch es kümmert sich nicht um sie. Die Schwalben haben genug mit sich selbst zu tun.

Im Hof laufen Hühner. Die sind wohl wieder durch ein Loch im Hühnerstall hindurchgeschlüpft. Bald wird sie jemand bemerken und zurückscheuchen. Bis dahin schauen sie sich den Bauernhof an. Sie gackern neugierig und aufgeregt. Das kleine Kätzchen hört ihr Gackern. Es öffnet ein Auge. Das zweite Auge bleibt zu. Und dann schließt es auch das erste Auge wieder und rekelt sich wohlig. Irgendjemand wird sich um die Hühner schon kümmern. Irgendwann später. Das kleine Kätzchen bleibt liegen. Die Hühner haben genug mit sich selbst zu tun.

Am Himmel brummt ein Flugzeug; vom Feld her rattert ein Traktor. Aber das Kätzchen kümmert sich heute um gar nichts. Es liegt einfach nur da und döst vor sich hin. Es liegt nur und ruht.

Da liegt das Kätzchen – ganz ruhig. Kannst du die Ruhe des Kätzchens spüren? Die Ruhe ist überall in ihm, ganz tief. – Schwer sind die Pfoten des Kätzchens, ganz schwer. Fühlst du, wie schwer seine Pfoten sind? Das Kätzchen ist schwer, ganz schwer. – Und warm sind die Pfoten des Kätzchens, schön warm. Fühlst du, wie warm sie sind? Die Wärme strömt durch seinen ganzen Körper. Das Kätzchen ist warm, schön warm. – Sein Atem geht ein und aus, ein und aus, ganz ruhig und gleichmäßig, ganz von allein. – Das Kätzchen ist ruhig, schwer und warm – ruhig, schwer und warm. – So liegt das Kätzchen und ruht sich aus. Es liegt da und lässt die Ruhe tief in sich wachsen.

Kleiner Bär auf der Waldwiese

Der kleine Bär steht mitten auf der Wiese im Bärenwald. Er reckt sich, so hoch er nur kann. Am Himmel strahlt die Abendsonne, aber natürlich erreicht der kleine Bär sie mit seinen Tatzen nicht. Der Mond ist gerade aufgegangen. Groß und blass leuchtet er über den Baumwipfeln. Der kleine Bär schlägt auch nach dem Mond, aber er erreicht ihn nicht. Da brummt er vergnügt, der kleine Bär, und sieht sich weiter um. Nur ein einziger Stern ist zu sehen, der leuchtet gerade dort, wo es am hellsten ist, nah bei der Sonne. »Das muss ein sehr heller Stern sein«, denkt sich der kleine Bär, »sonst wäre er so nah bei der Sonne gar nicht zu sehen. Ich will ihn Abendstern nennen.« Der kleine Bär schlägt auch nach dem Stern, aber er erreicht ihn nicht.

Der kleine Bär brummt zufrieden und lässt sich auf alle viere fallen. Der Himmel über ihm ist so weit. Über ihm sausen ein paar späte Schwalben durch das dunkel werdende Blau. Sie fangen Mücken. Aber jetzt machen sie sich auf den Heimweg zu ihren Nestern im Dorf. Der kleine Bär hört die hellen Schreie der Schwalben und weiß, dass es auch für ihn Zeit wird, nach Hause zu gehen.

Aber da sind doch all diese Blumen! Bunt leuchten sie in der Waldwiese, dicht an dicht – doch sie stören sich nicht. Jede hat ihren Platz. Die Bienen sind schon heimgeflogen zu ihren Stöcken am Waldrand. So kann der kleine Bär ganz ungestört an den bunten Kelchen schnuppern. Gelb sind Löwenzahn und Hahnenklee, weiß ist das Wiesenschaumkraut, blau sind die Glockenblumen – und der Name dieser roten Blumen? Der kleine Bär kratzt sich hinter dem Ohr, doch er fällt ihm einfach nicht ein. »Ich will sie Wunderrot nennen«, denkt er vergnügt.

Der kleine Bär schaut zu, wie der Abendwind über die Wiese streicht. Die Gräser wiegen sich auf und nieder, ganz wie die Wellen des Windes. Nieder und hoch, nieder und hoch.

Versunken betrachtet der kleine Bär die Windwellen im Gras. Deshalb hört er erst gar nicht das Gebrumme vom Waldrand. Jetzt tönt es noch lauter und deutlicher. Der kleine Bär schrickt aus seinen Gedanken auf. Er läuft über die Wiese, hinüber zum Wald. Die Mutter ist es, und zwei Geschwister. Zusammen trotten sie heim, zur Bärenhöhle.

Der Weg ist nicht weit, bald sind sie zu Hause angekommen. Der kleine Bär ist müde geworden. Brummend legt er sich ins Bärenbett. Er legt sich auf den Rücken und streckt die Pfötchen aus.

Da liegt der kleine Bär – ganz ruhig. Kannst du die Ruhe des kleinen Bären spüren? Die Ruhe ist überall in ihm, ganz tief. – Schwer sind die Tatzen des kleinen Bären, ganz schwer. Fühlst du, wie schwer seine Tatzen sind? Der kleine Bär ist schwer, ganz schwer. – Und warm sind die Tatzen des kleinen Bären, schön warm. Fühlst du, wie warm sie sind? Die Wärme strömt durch seinen ganzen Körper. Der kleine Bär ist warm, schön warm. – Sein Atem geht ein und aus, ein und aus, ganz ruhig und gleichmäßig, ganz von allein. – Der kleine Bär ist ruhig, schwer und warm – ruhig, schwer und warm. – So liegt der kleine Bär ein Weilchen und ruht sich aus. Er liegt da und lässt die Ruhe tief in sich wachsen.

Das Kätzchen und der Igel

Das Kätzchen hat einen neuen Freund gefunden. Bei den Hecken neben dem Komposthaufen ist er zu Hause. Da liegt er im Gras, ganz ruhig. So ein schönes Fell möchte das Kätzchen auch haben. Es schnuppert daran.

»Au!«, fährt es zurück. Das Fell hat gestochen! Das Kätzchen fährt sich mit einer Pfote über die schmerzende Nase. Der neue Freund scheint kleiner zu werden, noch kleiner. Überall ist er nur Fell, stacheliges Fell.

Das Kätzchen tänzelt einmal um ihn herum und schnuppert ihn vorsichtig ab. »Wo ist er nur hin?«, fragt es sich. Das Gesicht ist verschwunden, verborgen hinter dem Stachelkleid. »Schade«, denkt das Kätzchen und kratzt sich noch einmal an der Nase. Dann läuft es davon.

Der Igel bleibt noch liegen. Er ist froh, sehr froh. So ein Ungeheuer ist ihm noch niemals begegnet. Doch schon schlägt sein Herz wieder ruhiger.

Ein ganzes Weilchen liegt er noch zusammengerollt und wartet. Dann lugt er vorsichtig unter den Stacheln hervor. Nichts zu sehen. Er streckt den Kopf aus seinem Stachelkleid und atmet tief durch.

»Ruhig, ganz ruhig«, denkt er sich. »Das Ungeheuer ist weitergezogen. Wahrscheinlich frisst es jetzt irgendjemand anderes auf. Einen Menschen oder eine Kuh oder ein ganzes Haus. Ruhig, ganz ruhig.« Nach diesem Abenteuer hat der Igel genug für heute und trippelt zurück in die Büsche.

Das Kätzchen läuft auf dem Feldweg zur Scheune. »Ich hab einen neuen Freund gefunden!«, ruft es den Sonnenblumen am Wegrand zu. »Er ist sehr schüchtern, hat aber ein wunderbar stacheliges Fell!«

Die Sonnenblumen nicken im Wind. Die lärmende Schar der Spatzen verstummt kurz, als das Kätzchen vorbeikommt, aber schon ein paar Schritte hinter ihm geht das Spatzengeschwätz weiter. Eine Schnecke, die gerade über den Weg kriecht, zieht sich eilig in ihr Schneckenhäuschen zurück, als das Kätzchen über sie springt. »Gerade erst ist dieses Ungeheuer aus der einen Richtung gekommen, nun rast es in der anderen Richtung zurück«, denkt sich die Schnecke. »Einen ganzen halben Meter bin ich in der Zwischenzeit gewandert.«

Das Kätzchen hat die Schnecke gar nicht bemerkt. Es kommt auf dem Bauernhof an. Das Scheunentor steht offen. Geschwind schleicht es hinein und trippelt die Holzstiege hinauf auf den Heuboden. Zwischen den Heuballen ist das Katzenlager. Die Mutter ist da, auch zwei Geschwister liegen schläfrig im Heu. Da merkt das Kätzchen erst richtig, wie müde es ist. Schnurrend legt es sich hin und streckt seine Glieder aus.

Da liegt das Kätzchen – ganz ruhig. Kannst du die Ruhe des Kätzchens spüren? Die Ruhe ist überall in ihm, ganz tief. – Schwer sind die Pfoten des Kätzchens, ganz schwer. Fühlst du, wie schwer seine Pfoten sind? Das Kätzchen ist schwer, ganz schwer. – Und warm sind die Pfoten des Kätzchens, schön warm. Fühlst du, wie warm sie sind? Die Wärme strömt durch seinen ganzen Körper. Das Kätzchen ist warm, schön warm. – Sein Atem geht ein und aus, ein und aus, ganz ruhig und gleichmäßig, ganz von allein. – Das Kätzchen ist ruhig, schwer und warm – ruhig, schwer und warm. – So liegt das Kätzchen und ruht sich aus. Es liegt da und lässt die Ruhe tief in sich wachsen.

Kleiner Bär und die Quelle

Der kleine Bär ist schon oft über den Bach gesprungen bei seinen Streifzügen durch den Bärenwald. Kaum dass der kleine Bär das Rinnsal je bemerkt hat, außer natürlich, wenn er mal durstig war. Heute steht er am Ufer und sieht genau hin.

»Woher das Wasser wohl kommen mag?«, fragt sich der kleine Bär. Er weiß: Das Bächlein fließt zur verlassenen Mühle hinunter. Dort mündet es in den Fluss. Aber woher kommt es? Der kleine Bär geht der Strömung entgegen.

Die Schlüsselblumen am Bachrand leuchten so wunderbar gelb. »Warum sie bloß Schlüsselblumen heißen?«, fragt sich der kleine Bär. Vor Zeiten hat ihm der Biber erzählt, das komme daher, dass ihre Kelche innen verschlossen seien. Wenn die Bienen und Hummeln hineinmöchten, dann bräuchten sie winzig kleine Schlüssel, um die Blütenschlösser zu öffnen. Aber das glaubt der kleine Bär nicht. Er hat nämlich einmal in die Kelche geschaut und von Türen und Schlössern gar nichts bemerkt. Allerdings, so besonders genau konnte er das gar nicht sehen, es war da drinnen alles so dunkel und klein.

Immer weiter tapst der kleine Bär den Bachlauf aufwärts. Sprudelndes Wasser und Plätschern, Rauschen ... Wenn sein Schatten auf den Spiegel des Wassers fällt, flüchten pfeilschnell Forellen. Der Weg wird steiler. Unmerklich erst, dann deutlicher geht es aufwärts. Das Tal ist zu Ende. Dort irgendwo oben am Hang, dort muss die Quelle sein.

Früher waren wohl Menschen hier. Ein kleiner Weg taucht gelegentlich zwischen dem Gras auf. Am Wegrand steht ein gemauerter Brunnen, und Wasser sprudelt aus dem metallenen Brunnenrohr. Der kleine Bär schaut in den Spiegel des Brunnenwassers. Sein breites Gesicht, der Zottelpelz ... Er brummt. Über dem Brunnenrohr sind Zeichen in den Stein geritzt. »Menschenzeichen«, denkt sich der kleine Bär. Aber sie sind kaum zu erkennen, schon fast überwuchert vom Moos.

Weiter geht es den Hang hinauf. Das letzte Stück ist das schwerste. Dann steht der kleine Bär endlich vor der Quelle des Waldbachs. Ein Tümpel ist es, kaum mehr als einen Bärensatz breit. Zufluss hat er keinen, doch vom Grund quellen Luftblasen. »Von dort muss auch das Wasser einströmen, direkt aus der Erde«, denkt sich der kleine Bär. Er hat es geschafft, er brummt zufrieden. Zu Hause werden sie staunen. Er ist der große Entdecker! Vielleicht war noch nie ein anderer Bär hier.

Er schaut sich genau um, betrachtet die alten Bäume, die wie zum Schutz einen Kreis um die Quelle bilden. Dann macht er sich auf, nach Hause zurück.

Bald ist der kleine Bär wieder an seiner Höhle angekommen. Zwei Geschwister sind da und auch seine Mutter, die Bärin. Der kleine Bär legt sich aufs weiche Bärenlager.

Da liegt der kleine Bär – ganz ruhig. Kannst du die Ruhe des kleinen Bären spüren? Die Ruhe ist überall in ihm, ganz tief. – Schwer sind die Tatzen des kleinen Bären, ganz schwer. Fühlst du, wie schwer seine Tatzen sind? Der kleine Bär ist schwer, ganz schwer. – Und warm sind die Tatzen des kleinen Bären, schön warm. Fühlst du, wie warm sie sind? Die Wärme strömt durch seinen ganzen Körper. Der kleine Bär ist warm, schön warm. – Sein Atem geht ein und aus, ein und aus, ganz ruhig und gleichmäßig, ganz von allein. – Der kleine Bär ist ruhig, schwer und warm – ruhig, schwer und warm. – So liegt der kleine Bär ein Weilchen und ruht sich aus. Er liegt da und lässt die Ruhe tief in sich wachsen.

Kätzchen auf dem Floß

Am Fluss liegt ein Floß aus zusammengebundenen Baumstämmen. Es muss sich irgendwo losgerissen haben und ist hier angetrieben. Neugierig springt das Kätzchen hinauf. Das Floß schwankt unter seinem Gewicht. Dann legt es vom Ufer ab. Langsam treibt es in der Strömung des Flusses.

Das Kätzchen könnte noch herunterspringen, doch es will nicht. Eine Floßfahrt hat es noch nie gemacht, die will es sich nicht entgehen lassen. Etwas bange ist ihm schon. »Mit Mut geht's gut«, denkt es sich und legt sich auf die Stämme.

Langsam gleitet das Ufer vorbei. Hohe Pappeln säumen den Flussrand. Silbern schimmern die Blätter im Licht. Ein leichter Wind geht durch die Kronen der Bäume. Die Blätter singen dem Kätzchen Lieder. Da mögen noch Vögel sein, Finken vielleicht und lustige Spatzen, aber das Lied der Silberpappeln übertönt alles andere. Das Kätzchen schnurrt und hört dem Lied der silbernen Bäume zu. Das Floß schwankt sacht auf und ab, als wenn es dazu tanzen wollte.

Eine Brücke wölbt sich über den Fluss. Hoch ragen ihre Pfeiler empor. Unter der Brücke ist Schatten, hinter der Brücke taucht wieder die Sonne auf.

Das Kätzchen überlegt sich, wohin die Straße wohl führt, die dort die Brücke quert: vielleicht zu einem Dorf, vielleicht zu einer großen Stadt, vielleicht ins Gebirge, vielleicht auch ans Meer, wie der Fluss, nur auf einem anderen Weg.

Die Brücke verschwindet langsam hinter dem Floß. Die Fahrt auf dem Fluss geht weiter.

Das Kätzchen schaut über das strömende Wasser. Strudel bilden sich hier und dort – und lösen sich wieder auf. Die Strömung ist mal stärker, mal schwächer. Blasen steigen aus der Tiefe auf. Ob die wohl von Fischen stammen? Oder vom Grunde des Flusses? Das Kätzchen sieht einen großen Fisch an die Oberfläche kommen, um ein Maulvoll Himmel zu schlucken. Oder hat er nach einer der bunten Libellen geschnappt?

Libellen mag das Kätzchen gerne. Die funkeln so schön im Sonnenlicht. Pfeilschnell sausen sie über das Wasser – doch manchmal stehen sie fast in der Luft.

Schmetterlinge aber hat das Kätzchen am liebsten. Sie taumeln so verrückt dahin, als wenn sie gar nicht fliegen könnten. Dabei landen sie sicher und haargenau auf jeder Blume, zu der sie wollen, auf jeder Blume am Ufer.

Ein Schmetterling setzt sich auf das Floß. Kurz ruht er hier aus, klappt seine Flügel zu und wieder auf, dann fliegt er weiter zum anderen Ufer des Flusses.

Der Fluss macht einen weiten Bogen. Das Floß wird ans Ufer getragen. Sanft stößt es an Land. Das Kätzchen springt in den Sand. Es schüttelt sich einmal, dann putzt es sich. Die Strömung des Flusses greift wieder nach dem Floß und trägt es weiter, dem Meer entgegen. Lange sieht das Kätzchen ihm nach, dann macht es sich auf den Weg nach Hause.

Bald ist das Kätzchen wieder in seiner Scheune angekommen. Geschwind schlüpft es durchs Scheunentor und trippelt die Holzstiege hinauf. Im Katzenlager zwischen den Heuballen sind alle versammelt. Die Eltern sind da und die Geschwister. Alle liegen sie schläfrig und schnurren. Da merkt das Kätzchen, wie müde es ist. Still legt es sich hin und streckt seine Glieder aus.

Da liegt das Kätzchen – ganz ruhig. Kannst du die Ruhe des Kätzchens spüren? Die Ruhe ist überall in ihm, ganz tief. – Schwer sind die Pfoten des Kätzchens, ganz schwer. Fühlst du, wie schwer seine Pfoten sind? Das Kätzchen ist schwer, ganz schwer. – Und warm sind die Pfoten des Kätzchens, schön warm. Fühlst du, wie warm sie sind? Die Wärme strömt durch seinen ganzen Körper. Das Kätzchen ist warm, schön warm. – Sein Atem geht ein und aus, ein und aus, ganz ruhig und gleichmäßig, ganz von allein. – Das Kätzchen ist ruhig, schwer und warm – ruhig, schwer und warm. – So liegt das Kätzchen und ruht sich aus. Es liegt da und lässt die Ruhe tief in sich wachsen.

Literatur

BORBÉLY, Alexander (2004): Schlaf. Frankfurt am Main: Fischer-Taschenbuch-Verl.

FOULKES, David (1982): Children's dreams. Longitudinal studies. New York: Wiley.

FRIEBEL, Volker; Friedrich, Sabine (1989): Schlafstörungen bei Kindern. Stuttgart: Trias.

FRIEBEL, Volker; FRIEDRICH, Sabine (1989): Entspannung für Kinder. 18. Auflage 2011. Reinbek: Rowohlt-Taschenbuch-Verl.

FRIEBEL, Volker (2014): Trance-Geschichten für Kinder – Ruhe und Kraft, Mut, Selbstbeherrschung, Leichtigkeit und Freude, Konzentration, Schlaf: Sechs thematische Sammlungen. Tübingen: Edition Blaue Felder.

FRIEBEL, Volker (2015): Mit Traumreisen durch das Jahr. 60 Entspannungsgeschichten für Kinder. Tübingen: Edition Blaue Felder.

GONTARD, Alexander von (2001): Bettnässen – Verstehen und behandeln. 3. Auflage 2006. Düsseldorf: Walter.

HANDLER, Leonhard (1972): The amelioration of nightmares in children. In: Psychotherapy: Theory, Research and Practice, 9, S. 54–56.

KNEUTGEN, Johannes (1970): Eine Musikform und ihre biologische Funktion. Über die Wirkungsweise der Wiegenlieder. In: Zeitschrift für experimentelle und angewandte Psychologie, 17, S. 245–265.

PETER, Helga; PENZEL, Thomas; PETER, Jörg Hermann (Hg.) (2007): Enzyklopädie der Schlafmedizin. Heidelberg: Springer.

SALIS, Bettina (2000): Warum schreit mein Baby so? Hilfen für Schreibabys und ihre Eltern. Reinbek: Rowohlt.

Ausgewählte Medien für das abendliche Zubettgehritual

FRIEBEL, Volker (2011): Zur Ruhe. Eine Gutenacht-CD für Kinder.

Der Hauptteil besteht aus Instrumentalmusik speziell für Kinder zum Entspannen, Ruhen, Einschlafen. Außerdem enthält die CD einige Lieder zur Verlangsamung und guten Nacht. Sie kann auf Rechnung bestellt werden bei Volker Friebel:

post@volker-friebel.de oder über

www.blaue-felder.de

Der Preis beträgt 12,90 Euro (einschließlich Versand innerhalb Deutschlands, bei Versand ins Ausland kommen noch 3 Euro Gebührenbeteiligung dazu).

FREUDIGER, Anja (2011): Ich wär so gern auch abends groß. Alleine schlafen ohne Angst. Köln: BALANCE buch + medien verlag.

Anja Freudiger zeigt in ihrem Bilderbuch, wie Lauris Mama eine einfache Methode anwendet, die auch in der Therapie von Ängsten zum Einsatz kommt. Für Kinder ab fünf Jahren.

HULLMANN, Ina (2013): Kinderleicht schlafen – die Wolkentraummaschine. Geführte Phantasiereise für Kinder. Köln und Stuttgart: BALANCE buch + medien verlag und Schattauer.

Eine Meditation für Kinder ab fünf Jahren, konzipiert auf der Grundlage neuester wissenschaftlicher Erkenntnisse der Hirnforschung.

Die Autoren

Sabine Friedrich, geb. 1961, ist Diplom-Psychologin, Familientherapeutin und Hypnotherapeutin für Kinder und Jugendliche (MEG). Sie arbeitet Teilzeit in einer Erziehungsberatungsstelle, wo sie auch eine telefonische Schlafberatung für Eltern anbietet, sowie in der Weiterbildung. Ein Sohn (geb. 1989) und eine Tochter (geb. 1992). Kontakt: Sabine Friedrich, Griesweg 17, 72160 Horb, friedrich@psych-beratungsstelle-horb.de

Dr. Volker Friebel, geb. 1956, ist Diplom-Psychologe und Autor von Veröffentlichungen mit den Spezialgebieten Entspannung, Gesundheit, Sprache und Musik sowie literarischer Natur. Er ist in der Weiterbildung tätig. Kontakt: Post@Volker-Friebel.de

Adressen

www.kindergesundheit-info.de

Die Seite der Bundeszentrale für Gesundheit (bzga) hat auch eine Unterseite zum Thema »Schlafen« mit Tipps für Kinder von eins bis sechs Jahren.

www.dgsm.de

Die Deutsche Gesellschaft für Schlafmedizin: Hier findet sich auch eine Seite mit Schlaflabors.

www.entspannung-plus.de

Unsere Seite zur Entspannung mit Fantasiereisen und Entspannungsgeschichten für Kinder. Dort finden sich unter »Materialien« auch ein Schlafkalender und ein Schlafprotokoll zum Ausdrucken. Außerdem sind dort unsere Weiterbildungen aufgeführt.

www.blaue-felder.de

Hier werden unsere Bücher und Tonträger vorgestellt.

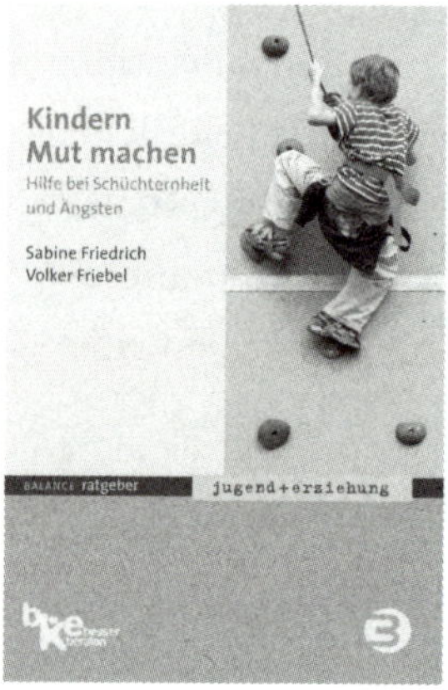

Sabine Friedrich, Volker Friebel

Kindern Mut machen

Hilfe bei Schüchternheit und Ängsten

BALANCE Ratgeber Jugend + Erziehung

ISBN Print: 978-3-86739-067-5, 14,95 Euro

ISBN Ebook: 978-3-86739-750-6, 11,99 Euro

Ängste gehören zum kindlichen Aufwachsen dazu. Vieles muss erst gelernt, anderes erst verstanden werden. Hinzu kommt das mythische Denken von Kindern, das das Auftreten von Geistern und Monstern für durchaus möglich hält. Das erfolgreiche Autorenteam beschreibt, was es mit Kinderängsten auf sich hat und wie Eltern reagieren sollten. Bei einem behutsamen Umgang mit Schlafstörungen oder Ängsten vor bestimmten Situationen außer Haus, »verflüchtigen« sich Ängste und Unsicherheit meist von selbst. Wo sie aber hartnäckig bestehen bleiben, ist es nötig, genauer hinzusehen und gezielt Gegenmaßnahmen zu ergreifen.

Dieses Buch nimmt die Ängste von Kindern aller Altersstufen auf und bietet viele Anregungen für den achtsamen Umgang mit ihnen. Ebenfalls enthalten: ein Kapitel zu Jugendlichen und typischen Ängsten in der Pubertät. Der zweite Teil des Buches bietet jede Menge mutmachende Vorlesegeschichten für Kinder im Kindergarten- und Grundschulalter.

BALANCE **buch + medien verlag**

Internet: www.balance-verlag.de • E-Mail: info@balance-verlag.de

LESEPROBE

Angst: Was ist das eigentlich?

Angst, das ist ein Gefühl von gleichzeitiger Erregung und Einengung, von »außer sich« und von »gedrückt« sein, manchmal auch von Verzweiflung, in die Enge getrieben sein. Angst hat man nicht, sondern man ist sie. Der eigene Wille scheint weniger beherrschend, instinktmäßige Anteile drängen sich vor. Das geht vom reinen Erleben bis zu körperlichen Symptomen: Herzklopfen, Atemnot, Kniezittern, Schwindel, Gesichtsblässe, Schweiß, die Kehle wird trocken und eng, Pupillen und Lidspalten weiten sich, es kommt plötzlich zu Harndrang und vermehrter Darmtätigkeit.

Auch das Verhalten eines Kindes wird von Angst stark beeinflusst. Flucht ist dabei nur etwas, was besonders ins Auge fällt. Weit häufiger und wichtiger ist das, was nicht so ohne Weiteres auffällt. Ein ängstliches Kind wird nämlich auf möglicherweise bedrohliche Situationen vermeidend reagieren, es wird nicht handeln, sich nicht zu handeln trauen, sondern sich zurückziehen oder sich verschließen.

Wann hat ein Kind Angst? Vor allem bei jüngeren Kindern ist das schwer zu bestimmen, da sie sich dazu noch nicht oder nur unklar äußern können. Auch ältere Kinder und Erwachsene neigen nicht zu langen Erklärungen, wenn sie Angst haben. Deshalb ist es hilfreich, sich mit äußeren Merkmalen zu beschäftigen, die auf Angst hindeuten. In einer Studie ((Wenn wir das zitieren, müssen wir auch die Quelle nennen)) zur Angst bei Kindergartenkindern wurden beobachtbare Verhaltensweisen von Kindern festgehalten, die typischerweise Angst charakterisieren:

- Im motorischen Verhalten zeigt sich ein Zurückgehen, Zurückweichen, Sich-Abwenden, eventuell Flüchten, im Sitzen ein Zurücklehnen. Auch wenn kleine Kinder länger als etwa drei Sekunden unbeweglich bleiben, gilt das als mögliches Kennzeichen für Angst.
- In der Mimik ist der Blick auf den Boden charakteristisch (außer dort befindet sich etwas, das das Kind anschauen möchte), natürlich auch Weinen oder das Gesicht wie zum Weinen verziehen.

- In Körperhaltung und Gestik sind mögliche Kennzeichen: gesenkter Kopf, abgewendetes Gesicht, jemanden mit Händen abwehren oder zurückweisen, Scharren oder Trappeln. Auch Beine-Baumeln kann ein Kennzeichen sein.
- In der Selbstbeschäftigung können rhythmisches Schaukeln, Sich-Wiegen oder Sich-Drehen zeigen (außerhalb eines Spiels). Auch mit den Händen spielen, Haare zurückstreichen oder sie zu Wirbeln drehen, sich Kratzen. Bei kleinen Kindern auch Saugen, Nuckeln, Lutschen, und zwar sowohl an Objekten als auch an eigenen Körperteilen. Auch wenn das Kind mit Objekten, beispielsweise Bauklötzen, nur herumfummelt, ohne eigentlich zu beachten, was es da macht, kann das ein Anzeichen für Angst sein.
- In der sozialen Interaktion kann es ein Merkmal von Angst sein, wenn das Kind anderen beim Spiel nur zuschaut, ohne sich selbst zu beteiligen. Auch wenn der Blick mehrere Sekunden lang ungerichtet ins Leere geht, nirgends haften bleibt, obwohl andere Kinder da sind, ist das ein Zeichen. Und wenn trotz vorhandener Kinder und Spielangebot der Blick häufig zu Erwachsenen geht oder das Kind sich an Erwachsene wendet (etwa an die Erzieherinnen im Kindergarten), kann das ein Zeichen von Angst sein, im Sinne von Schutzsuche, um sich des Schutzes zu versichern. Häufiges Allein-Spielen, obwohl andere Kinder da sind, spricht ebenfalls für Angst. Ebenso, wenn das Kind gegenüber anderen Kindern immer nachgibt, anderen Kindern Dinge, mit denen es spielt, immer ohne Weiteres überlässt bzw. sich nicht wehrt, wenn ein anderes Kind ihm etwas wegnimmt. Ist ein Kind immer nur still, kann dies ebenfalls für Angst sprechen.

Abwendung und Distanzierung, Ablenkung bzw. Konzentration auf das Bekannte und Harmlose, Suche nach Schutz: diese übergreifenden Kategorien finden sich in den Verhaltensmerkmalen immer wieder.

Allerdings: Zeichen sind eben nur Zeichen – sie können etwas bedeuten, müssen es aber nicht. Alle diese Merkmale können – einzeln – vorliegen, ohne dass ein Kind deshalb Angst haben müsste oder sozial unsicher wäre. Wenn sich solche Anzeichen aber sehr häufen und gerade in bestimmten Situationen immer wiederkehren, dann kann davon ausgegangen werden, dass das Kind Angst hat bzw. sich bedroht fühlt, auch wenn es sich selbst nicht klar dazu äußern kann.

Als bedrohlich kann dabei vom Kind vielerlei erlebt werden: fremde Menschen, Dinge oder Umgebungen. Auch die vom Kind erwartete Reaktion anderer auf sein Handeln können es ängstigen, Reaktion etwa, die als Kritik an ihm, als Missbilligung oder Zurückweisung ausgelegt werden können.

Wenn ein Kind bestimmte Situationen vermeidet, scheint das zunächst nicht besonders besorgniserregend. Es bringt sich damit aber um die Möglichkeit, zu lernen sowie eigene Fähigkeiten zu erwerben und weiterzuentwickeln. Und das wirkt auf Ängste verstärkend, denn Angst hat man eben meist nicht vor dem Bekannten, Einschätzbaren, sondern vor dem, was man nicht kennt, was man nicht einschätzen kann.

Angst führt außerdem noch zu einem Verhalten, das es Kindern erschwert, soziale Fertigkeiten zu erwerben, auch wenn sie die Situation gar nicht vermeiden. Ängstliche Kinder neigen nämlich dazu, sich häufig Aufgaben zu stellen, die entweder zu schwer oder zu leicht für sie sind. Zu schwer – das führt zu vermehrten Misserfolgen und drückt nieder. Aber auch zu leichte Aufgaben sind nicht günstig. Sie werden zwar bewältigt, das Kind hat also ein Erfolgserlebnis – aber es lernt wenig über die eigenen Fähigkeiten dazu. Wenn ein Kind immer wieder den gleichen Turm mit seinen Bauklötzen baut, wird der entweder immer zusammenfallen (wenn er zu schwer war) oder immer stehen (wenn er zu leicht ist). Etwas über Türme und Bauklötze und wie es selbst damit gestalten kann, erfährt das Kind nach den ersten Malen so nicht mehr. Auch das ist ein Charakteristikum ängstlicher Kinder.

Kinder sind ab dem Vorschulalter sehr darauf aus, ihre Fähigkeiten (und deren Grenzen) auszuloten. Das ist für ihre weitere Entwicklung auch nötig. Und deshalb ist es wichtig, dass sie sich in einem mittleren Schwierigkeitsbereich Aufgaben suchen. Dort haben sie gute Chancen, eine Aufgabe zu bewältigen – und die Bewältigung ist aussagekräftig. Vor allem nach Misserfolgserlebnissen neigen ängstliche Kinder zu einem Wechsel zwischen besonders leichten und besonders schweren Aufgabenstellungen. Nach Erfolgen neigen sie zu rigidem, zu besonders starrem Verhalten: Sie wählen eine Aufgabe, die sich von der vorhergehenden kaum unterscheidet. So werden sie höchstwahrscheinlich nicht enttäuscht, lernen aber auch nichts hinzu. Ängstliche Kinder schätzen überdies einen Erfolg tendenziell weniger positiv, einen Misserfolg aber negativer ein als wenig ängstliche Kinder.

Bei ängstlichen Kindern ist daher eine Erziehung, die ihre Selbstständigkeit fördert, besonders wichtig. So erwerben sie eigene Fähigkeiten, um mit der Welt umzugehen und mit anderen zusammenzuleben. Werden ängstliche Kinder daran gehindert, sich mit ihrer Umwelt aktiv auseinanderzusetzen, fördert das ihr Vermeidungsverhalten – und damit wieder ihre Ängstlichkeit. Ängstliche Kinder neigen schon von sich aus dazu, schwierige Situationen und überhaupt die Auseinandersetzung mit Unbekanntem zu meiden. Verständnis dafür ist wichtig, Verständnis sollten Eltern immer aufbringen. Aber unterstützen sollten sie ein Vermeidungsverhalten keineswegs, sondern das Kind sanft, aber beharrlich in Situationen bringen, die eine aktive Auseinandersetzung verlangen. Natürlich nicht in zu schwierige Situationen: Das wird eher schaden. Aber in Situationen, die dem Alter des Kindes und seinen Fähigkeiten angemessen sind, in denen es lernen und eigene Kompetenz erwerben kann. Auch wenn es zunächst gar nicht recht will.

Entwicklung von Ängsten und ihre Erscheinungsformen

Im Säuglings- und Kleinkindalter zeigen fast alle Kinder Ängste, wenn Reize sehr stark sind, etwa bei lauten Geräuschen oder wenn sich etwas schnell nähert. Die »Achtmonatsangst« tritt ebenfalls in diesem Alter auf, bei der fremde Menschen als bedrohlich empfunden werden. Und Trennungsängste zeigen sich, vor allem bezogen auf die Mutter.

Im Vorschulalter zeigen Kinder Ängste vor starken Naturerscheinungen, etwa Gewittern mit Blitz und Donner, oder vor Sturm. Auch vor bestimmten Tieren können sich Kinder zu ängstigen beginnen sowie etwa vor Dunkelheit und mit ihr einhergehenden Vorstellungen wie Gespenstern.

Im Schulalter und der Pubertät können Schulängste auftreten und welche, die mit der körperlichen Entwicklung zusammenhängen, also sexuelle Ängste, auch Minderwertigkeitsgefühle. Überhaupt treten Ängste im Zusammenhang mit dem eigenen Körper nun häufiger auf, so vor Unfällen, Verletzungen, Krankheiten, Operationen oder dem Tod.

Viele Ängste bei Kindern sind schlicht während der Entwicklung auftretende und wieder verschwindende Phänomene. Manche Kinder neigen mehr dazu, andere weniger. Die

Eltern werden immer auf Ängste von Kindern eingehen. Als auffällig und therapeutisch zu behandeln wird keineswegs jeder Angst des Kindes einzustufen sein.

Folgende Angstkategorien ziehen, wenn sie schwer und überdauernd auftreten, häufig eine Beratung oder Behandlung nach sich:

Trennungsangst: Charakterisiert wird sie durch Kummer, wenn sich das Kind von den Eltern oder dem Zuhause auch nur vorübergehend trennen muss, und zwar durch die Angst davor, den Eltern könne etwas zustoßen, durch die Unfähigkeit, allein ruhig zu schlafen, durch allerlei körperliche Beschwerden wie Kopf- und Bauchschmerzen, Übelkeit, Schwindel oder Herzrasen.

Soziale Ängstlichkeit und Phobie: Das Kind fürchtet sich vor fremden Menschen und will möglichst nichts mit ihnen zu tun haben. Es reagiert auf sie mit Schweigen, Ausweichen, Weinen, Starre oder gar mit einem Wutausbruch. Seine soziale Beziehungen und Aktivitäten sind infolgedessen gering. Körperliche Beschwerden dazu sind Erröten, Händezittern, Muskelverspannung oder Magen-Darm-Probleme.

Generalisierte Ängste: Das Kind hat Angst vor alltäglichen Situationen, fühlt sich ihnen nicht gewachsen. Es erwartet weniger Erfolge, sondern vor allem Misserfolge. Körperliche Beschwerden dazu sind unruhiger Schlaf, Muskelverspannung, Reizbarkeit, Müdigkeit oder Erschöpfung.

Im Folgenden gehen wir chronologisch vor und beschäftigen uns zunächst mit typischen Entwicklungsängsten und Trennungsängsten, wie sie im Kleinkindalter vorkommen. Anschließend widmen wir uns sozialen Ängsten und Phobien, wie sie eher bei älteren Kindern auftreten ...

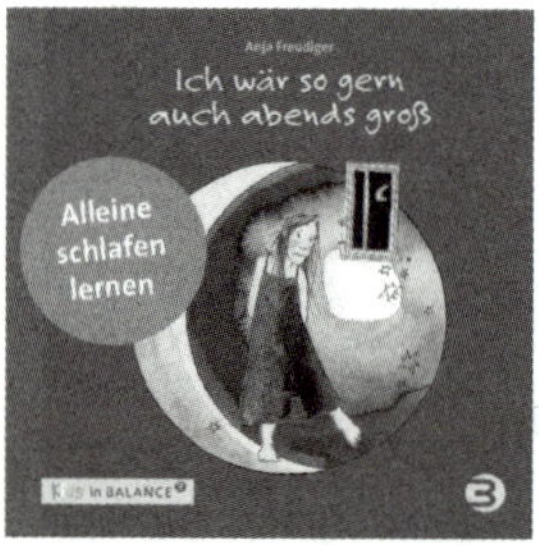

Anja Freudiger

Ich wär so gern auch abends groß

Alleine schlafen ohne Angst

ISBN 978-3-86739-069-9

Bilderbuch für Kinder ab 5 – 14,95 Euro

Lauris Mama wendet eine einfache Methode anwendet, die auch in der Therapie von Ängsten zum Einsatz kommt. Statt lange mit Lauri zu diskutieren, warum keine Geister, Monster oder Hexen in ihrem Zimmer sein können, führt sie Lauri Schritt für Schritt an das Einschlafen in ihrem eigenen Bett heran.

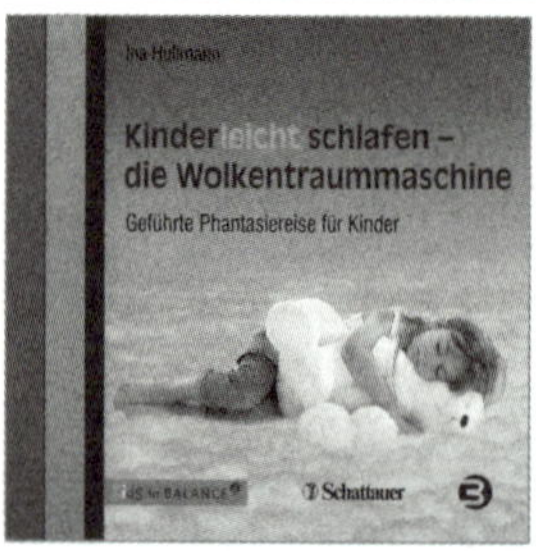

Ina Hullmann

Kinderleicht schlafen – die Wolkentraummaschine

Geführte Phantasiereise für Kinder

978-3-86739-100-9

Audio-CD für Kinder ab 5 – 14,99 Euro

Diese Meditation – konzipiert auf der Grundlage neuester wissenschaftlicher Erkenntnisse der Hirnforschung – versetzt Ihr Kind in die Lage, selbstständig und innerhalb kurzer Zeit zur Ruhe zu kommen und sanft einzuschlafen.

Kids in BALANCE

Internet: www.balance-verlag.de • E-Mail: info@balance-verlag.de